胆と膵 37巻臨時増刊特大号

胆膵内視鏡自由自在
～基本手技を学び応用力をつける集中講座～
（企画：東京大学消化器内科　伊佐山浩通）

DVD付

巻頭言：胆膵内視鏡治療をいかに学ぶか，教えるか

I. 内視鏡システムと内視鏡操作に関する基本知識
十二指腸鏡の基本構造と手技の関係
超音波内視鏡 A to Z
ERCPにおけるスコープの挿入方法と困難例への対処方法
術後再建腸管に対するバルーン内視鏡挿入操作の基本と挿入のコツ

II. ERCP関連手技編
◆胆管選択的カニュレーション
カニュレーション手技の種類と使い分け
VTRでみせるカニュレーションの基本とコツ
　　　　　　　（Contrast and Wire-guided）【動画付】
VTRでみせる術後再建腸管に対するダブルバルーン内視鏡
　　　　　　を用いた胆管カニュレーションのコツ【動画付】
膵管ガイドワイヤー・ステント留置下カニュレーションの実際とコツ
VTRでみせる私のカニュレーション戦略とテクニック【動画付】
Precutの種類と使い分け
VTRでみせるPrecutの実技とコツ【動画付】
コラム①：膵癌早期診断プロジェクト
◆乳頭処置
ESTの基本事項を押さえる
EST VTRでみせる私のこだわり（1）【動画付】
EST VTRでみせる私のこだわり（2）【動画付】
VTRでみせるEST困難例への対応【動画付】
EPBD～VTRでみせるEPBD後の結石除去手技のコツ～【動画付】
内視鏡的乳頭大径バルーン拡張術（EPLBD）の適応と偶発症予防
◆結石除去
結石除去・破砕用デバイスの種類と使い分け
総胆管結石除去のコツ【動画付】
結石破砕と破砕具使用のコツ，トラブルシューティング
◆胆道ドレナージ術
閉塞性黄疸の病態と病態に応じた治療戦略
ステントの種類と使い分け
VTRでみせるMetallic stentの上手な入れ方【動画付】
Bridge to Surgery：遠位胆道閉塞
非切除悪性遠位胆道閉塞に対するドレナージ戦略
Bridge to Surgery：悪性肝門部領域胆管閉塞
非切除例悪性肝門部胆管閉塞に対するドレナージ戦略
コラム②：ステント開発よもやま話
◆トラブルシューティング
ERCP後膵炎への対処と予防
ステント迷入への対処
EST後出血への対処と予防
穿孔への対処と予防
◆膵管Intervention
膵石に対する内視鏡治療
膵管ドレナージの適応と手技
膵管狭窄困難例への対処

III. EUS関連手技編
膵領域におけるラジアル式およびコンベックス式EUSの標準描出法
胆道系の観察　ラジアル型とコンベックス型の描出法と使い分け
胆・膵領域における造影EUS
EUS-FNAの基本的手技と検体処理
コラム③：EUS-FNAの本邦導入の経緯

IV. Interventional EUS
VTRでみせるEUS-BDの基本手技とコツ【動画付】
EUS-BDを安全に行うために
VTRでみせる胆道疾患に対するEUS-Rendezvous
　　　　　　　　technique と Antegrade technique【動画付】
VTRでみせるEUS-GBDの適応と手技のコツ【動画付】
VTRでみせるEUS-PD and
　　　Pancreatic Rendezvous Cannulation【動画付】
膵仮性嚢胞・WONの病態と治療戦略―診断，治療法選択，タイミング―
Endoscopic necrosectomyの基本と手技の工夫
コラム④：自由自在な胆膵内視鏡のために必要なことは？

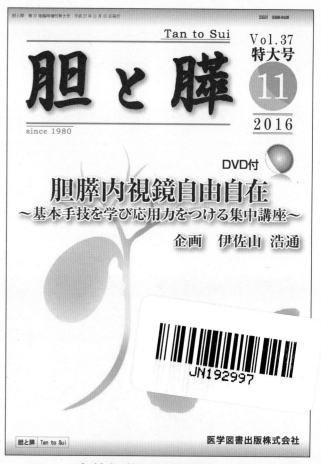

本体価格 5,000円＋税

ホームページでも販売中！ http://www.igakutosho.co.jp　医学図書出版株式会社

胆と膵

Tan to Sui　February 2018

連載 ちょっと気になる胆・膵画像―ティーチングファイルから―
第38回　膵神経内分泌腫瘍の診断―ソマトスタチン受容体シンチグラフィー,
他モダリティーを用いた画像診断― ……………………………………小山奈緒美ほか　107

特集　オートファジー
〜胆膵疾患とのかかわりについて〜
企画：清水　京子

オートファジーと疾患とのかかわり	高橋　俊作ほか	111
オートファジーの制御機構と活性測定法	千野　遥ほか	117
選択的オートファジーとKeap1-Nrf2系の関連	濱田　晋ほか	125
発がん機構におけるオートファジーのかかわり	清水　重臣	133
急性膵炎におけるオートファジーとエンドサイトーシス	眞嶋　浩聡ほか	139
膵炎とオートファジー-リソソーム系	大村谷昌樹ほか	147
膵癌進展と膵星細胞のオートファジー	仲田　興平ほか	153
膵癌治療におけるオートファジー制御の意義	橋本　大輔ほか	159
胆道疾患におけるオートファジーの関与	佐々木素子	165
オートファジーと糖尿病	福中　彩子ほか	173

研究　電気伝導方式ESWL機材を併用した内視鏡的膵石治療 …………佐貫　毅ほか　179

Tan to Sui (Japan)

Vol. 39 No. 2　　*February 2018*

CONTENTS

Serial Article ： A Little Bit Interesting Biliary and Pancreatic Image
　　　　　　　　～A Pearl from My Teaching File～
　　　　　　　　Vol. 38 Imaging of Pancreatic Neuroendocrine Tumor ·················· 107
　　　　　　　　Naomi Koyama et al.

Theme of This Month ： Autophagy and Pancreatobiliary Diseases
　　　　　　　　Planner ： Kyoko Shimizu

Autophagy and Digestive Diseases ··· 111
　　　Shunsaku Takahashi et al.
Regulation and Monitoring of Autophagy ·· 117
　　　Haruka Chino et al.
Selective Autophagy and the Keap1-Nrf2 System ································· 125
　　　Shin Hamada et al.
Oncogenesis Mediated by Autophagy Failure ····································· 133
　　　Shigeomi Shimizu
Autophagy and Endocytosis in Acute Pancreatitis ······························ 139
　　　Hirosato Mashima et al.
The Roles of Autophagy in the Pancreatitis ······································· 147
　　　Masaki Ohmuraya et al.
The Role of Autophagy in Pancreatic Stellate Cells for the Progression of
　　　Pancreatic Cancer ··· 153
　　　Kohei Nakata et al.
Role of Autophagy Control in Treatment of Pancreatic Cancer ············· 159
　　　Daisuke Hashimoto et al.
Autophagy in Biliary Diseases ··· 165
　　　Motoko Sasaki
Autophagy and Diabetes ··· 173
　　　Ayako Fukunaka et al.

Original Article
　　　The Endoscopic Treatment of Pancreatic Duct Stone with Electro-Conductive Type
　　　Extracorporeal Shock-Wave Lithotripsy ······································· 179
　　　Tsuyoshi Sanuki et al.

IGAKU TOSHO SHUPPAN Co. Ltd.　　　2-29-8 Ohta Bldg.　Hongo Bunkyo-ku, Tokyo 113-0033, JAPAN

胃炎・潰瘍治療剤　薬価基準収載

マーズレン®S配合顆粒
マーズレン®配合錠0.375ES
マーズレン®配合錠0.5ES
マーズレン®配合錠1.0ES

（アズレンスルホン酸ナトリウム水和物・L-グルタミン製剤）

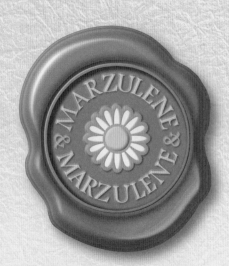

効能又は効果
下記疾患における自覚症状及び他覚所見の改善
胃潰瘍、十二指腸潰瘍、胃炎

用法及び用量
マーズレン® S配合顆粒：
　通常成人1日1.5〜2.0gを3〜4回に分割経口投与する。
　なお、年齢、症状により適宜増減する。
マーズレン® 配合錠0.375ES：
　通常成人1日6〜8錠を3〜4回に分割経口投与する。
　なお、年齢、症状により適宜増減する。
マーズレン® 配合錠0.5ES：
　通常成人1日6錠を3回に分割経口投与する。
　なお、年齢、症状により適宜増減する。
マーズレン® 配合錠1.0ES：
　通常成人1日3錠を3回に分割経口投与する。
　なお、年齢、症状により適宜増減する。

使用上の注意
1. 副作用
二重盲検比較対照試験を含む一般臨床試験1516例中、副作用（臨床検査値の変動を含む）が報告されたのは、11例（0.73％）であった。
症状は、便秘、下痢、嘔気等で、いずれも重篤なものではなかった（マーズレン® S配合顆粒の再評価結果時）。

その他の副作用
以下の副作用が認められた場合には、症状に応じて適切な処置を行うこと。

	0.1〜5%未満	0.1%未満	頻度不明[注1]
過敏症[注2]			発疹、蕁麻疹、瘙痒感
肝臓			AST(GOT)、ALT(GPT)、LDH、Al-P、γ-GTP上昇等の肝機能障害

	0.1〜5%未満	0.1%未満	頻度不明[注1]
消化器	悪心、嘔吐、便秘、下痢、腹痛、膨満感	嘔気、胃部不快感	
その他	顔面紅潮		

注1）自発報告において認められた副作用のため頻度不明。
注2）このような場合には投与を中止すること。

2. 高齢者への投与
一般に高齢者では生理機能が低下しているので減量するなど注意すること。

3. 妊婦、産婦、授乳婦等への投与
妊婦又は妊娠している可能性のある婦人には、治療上の有益性が危険性を上回ると判断される場合にのみ投与すること。〔妊娠中の投与に関する安全性は確立していない。〕

4. 小児等への投与
低出生体重児、新生児、乳児、幼児又は小児に対する安全性は確立していない。（使用経験がない。）

5. 適用上の注意
（マーズレン® 配合錠0.375ES、0.5ES、1.0ESのみ）
薬剤交付時：
　PTP包装の薬剤はPTPシートから取り出して服用するよう指導すること。〔PTPシートの誤飲により、硬い鋭角部が食道粘膜へ刺入し、更には穿孔を起こして縦隔洞炎等の重篤な合併症を併発することが報告されている。〕

「効能又は効果」「用法及び用量」「使用上の注意」等、詳細は製品添付文書をご参照ください。

製造販売　　寿製薬株式会社
　　　　　長野県埴科郡坂城町大字上五明字東川原198

販売元　　EAファーマ株式会社
　　　　東京都中央区入船二丁目1番1号

［資料請求先］EAファーマ株式会社　くすり相談　0120-917-719

2016年4月作成
MAZ・D01A・B5DI・TP

連載

ちょっと気になる胆・膵画像―ティーチングファイルから―（第38回）

膵神経内分泌腫瘍の診断
―ソマトスタチン受容体シンチグラフィー，
他モダリティーを用いた画像診断―

小山奈緒美[1]・山　　直也[1]・小野寺麻希[1]・小野寺耕一[1]・大塚　愛子[1]
大沼ゆりな[1]・畠中　正光[1]・木村　康利[2]・竹政伊知朗[2]・長谷川　匡[3]

1) 札幌医科大学附属病院放射線診断科
2) 同　消化器・総合，乳腺・内分泌外科
3) 同　病理診断科

はじめに

ソマトスタチン受容体シンチグラフィー（SRS）は，ソマトスタチンアナログであるペンテトレオチドを放射線インジウム111（^{111}In）で標識した放射線性薬剤を用いた検査である。SRSではソマトスタチン受容体が高頻度に発現する神経内分泌腫瘍（NET）に対して特異的集積を認めることから，諸外国においてNETの診断に際して20年以上使用されてきた。本邦においては保険承認されていなかったが，2015年9月に保険承認，2016年1月より発売され，臨床使用が可能となった。本稿では，膵頭部NETに対し，SRSを含めた複数のモダリティーで検査した症例を提示し，病理所見を踏まえて考察する。

I. 症　例

全身皮膚掻痒感のため，前医皮膚科を受診。黄疸を指摘され，精査のため施行されたCTで，膵頭部に早期濃染を呈する結節を認めた。この結節による総胆管圧排が黄疸の原因と考えられ，NETが疑われた。さらなる精査・加療のため，当院外科紹介受診となり，術前検査として，当院で，造影CT・EOB-MRI・SRS・^{18}F-FDG PET/CTを施行された。

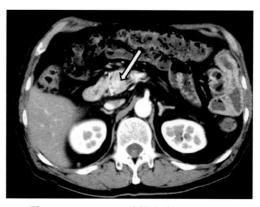

図1　Dynamic CT 後期動脈相　axial 像

II. 画像所見

造影CT：減黄のため，EBDチューブ挿入後の画像である。

膵頭部に後期動脈相（膵実質相）で濃染される10×8mmの境界明瞭な結節を認め，門脈相および平衡相では軽度の造影効果が持続しておりNETを疑う。リンパ節転移や他臓器への転移を認めなかった。

Dynamic CTの後期動脈相axial像を図1，coronal像を図2に示す。

EOB-MRI：T2WIで，膵頭部に8×7mmの高信号域を認める。T1WIでは低信号を示し，Dynamic study動脈相で軽度造影された。DWI（b=800）では

Imaging of Pancreatic Neuroendocrine Tumor
Naomi Koyama et al

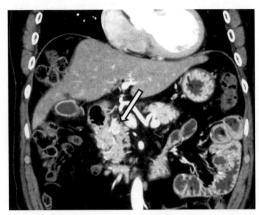

図2 Dynamic CT 後期動脈相 coronal 像

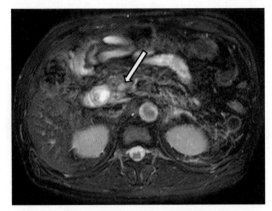

図3 MRI T2WI（脂肪抑制）

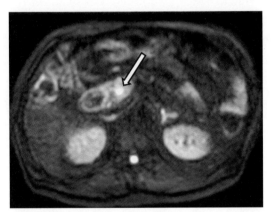

図4 MRI DWI（b=800）

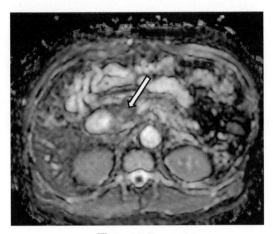

図5 ADC map

結節は高信号を示したが，ADC 値の低下はみられない。明らかな肝転移を認めなかった。

T2WI（脂肪抑制）を図3，DWI（b=800）を図4，ADC map を図5に示す。

SRS：^{111}In-Octreotide を投与後，4時間後と24時間後に撮像した。

4時間後および24時間後のいずれも，膵頭部の結節に一致して異常集積を認めた。その他の臓器やリンパ節には異常集積を認めず，明らかな転移を認めなかった。

薬剤投与4時間後に撮像された全身像を図6，SPECT/CT fusion 画像を図7に示す。

^{18}F-FDG PET/CT：^{18}F-FDG PET/CT では，膵頭部の結節に異常集積を認めなかった。また，他部位にも有意な集積を認めなかった。^{18}F-FDG PET/CT の MIP を図8に示す。

III．治療経過

膵頭十二指腸切除により病変が摘出された。肉眼的には，1.8×1.5×1.3 cm 大の灰白色調，境界明瞭な腫瘍であった（図9）。組織学的には，クロマチン粗造で腫大した類円形核と微細顆粒状の細胞質を有する腫瘍細胞が，索状，管状，ロゼット状に増殖していた。免疫染色では，synaptophysin，chromogranin A，CD56，SSTR2a 陽性であった。Ki-67 標識率は10%，核分裂像は2個/10HPF であり，病理組織学的に膵神経内分泌腫瘍 G2 の診断となった。本体付着の上膵頭前部リンパ節 #17a に腫瘍細胞の浸潤を認めたが，肉眼的には腫大を認めなかった。

腫瘍摘出後のフォローでは，術後5ヵ月目現在のCTにおいて，再発を認めていない。今後は，再発有無評価のため，CTやSRSを用いて経過観察予定である。

IV．考　察

本症例の画像診断では，CT では後期動脈相でほぼ均一に濃染され，MRI では T1WI で低信号，T2WI で高信号を示し，多血性神経内分泌腫瘍として典型的な画像所見を示した。本症例では悪性度の高い NET を示唆する所見（大きなサイズ，不整な形態，低い造影効果，強い拡散制限，主膵管狭窄による尾側膵管の拡張など）を認めなかった[1,2]。転移検索や悪性度評価を

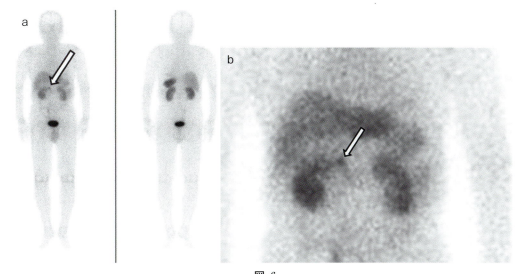

図 6
a：SRS 投与 4 時間後　全身像，b：病変部拡大像

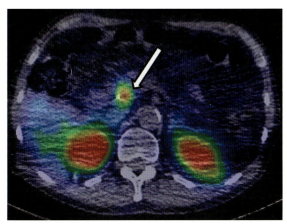

図 7　SRS 投与 4 時間後　SPECT/CT fusion 画像

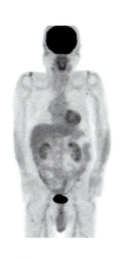

図 8　^{18}F-FDG PET/CT MIP

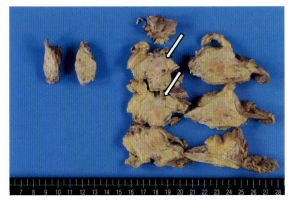

図 9　切除標本のマクロ像

目的として，SRS や^{18}F-FDG PET/CT を追加したところ，SRS では腫瘍への異常集積を認めたが，^{18}F-FDG PET/CT では異常集積を認めなかった。前述の画像所見から分化度の高い腫瘍であると考えられた。

NET の分化度と SRS および^{18}F-FDG PET/CT での集積との関連について報告された論文によると，高分化度の NET は，低分化度の NET よりも SRS で強く集積する傾向がみられたものの，SRS の集積には症例間で大きな差があることから，2 群間に有意差は認められないが，^{18}F-FDG PET/CT では低分化度の NET において集積が有意に高かったと報告されている[3]。

本症例では，SRS で高度な集積を認めたが^{18}F-FDG PET/CT では集積は認めず，CT および MRI の所見からも，比較的分化度の高い神経内分泌腫瘍と考えられた。これは，病理診断によって得られた NET G2 の性質と一致した。

結　語

膵 NET の術前診断として，CT・MRI・^{18}F-FDG

PET/CT と併せて SRS を用いることが，腫瘍の分化度や転移有無の評価に有用であった症例を呈示した。また，術前にこれらのモダリティーを組み合わせて腫瘍の性質を評価することは，術後の経過観察に使用するモダリティーを決定するためにも有用と考えられる。

参考文献

1) d'Assignies G, Couvelard A, Bahrami S, et al.: Pancreatic Endocrine Tumors: Tumor Blood Flow Assessed with Perfusion CT Reflects Angiogenesis and Correlates with Prognostic Factors. Radiology **250**: 407-416, 2009.
2) 岩屋博道，肱岡　範，水野伸匡，ほか：膵神経内分泌腫瘍の画像診断：鑑別を要する疾患．胆と膵 **37**: 881-889, 2016.
3) Kubota K, Okasaki M, Minamimoto R, et al.: Lesion-based analysis of ^{18}F-FDG uptake and ^{111}In-Pentetreotide uptake by neuroendocrine tumors. Ann Nucl Med **28**: 1004-1010, 2014.

*　　*　　*

特集

オートファジー〜胆膵疾患とのかかわりについて〜

オートファジーと疾患とのかかわり

高橋　俊作[1,2]・一村　義信[1]・小松　雅明[1]

要約：1990年代の大隅良典博士らの出芽酵母でのオートファジーの発見，そしてオートファゴソーム形成に必須なオートファジー関連遺伝子（*ATG*）の同定を契機に，オートファジーの分子メカニズムのみならず，オートファジーの生理機能やヒト疾患との関連も明らかになりつつある。本稿では，オートファジーについて概説し，オートファジーと疾患との関連，とくに肝，消化管疾患，そして肝細胞がん，膵管腺がんとのかかわりについて解説する。

Key words：オートファジー，肝疾患，腸疾患，がん

はじめに

オートファジーは，ユビキチン–プロテアソーム系（UPS）と並ぶ細胞内タンパク質分解経路である。UPSが標的タンパク質へのユビキチン化をシグナルとしたプロテアソームによる選択的なタンパク質分解であるのとは対照的に，オートファジーは細胞質の一部をリソソームにおいて分解する大規模分解経路である。オートファジーには，リソソーム膜の陥入により細胞質成分を分解するミクロオートファジー，リソソームに直接細胞質成分を輸送して分解するシャペロン介在性オートファジー，そして細胞質を取り囲んだ膜構造体がリソソームと融合することで細胞成分を分解するマクロオートファジーの三つの経路がある。このうちもっとも解析が進んでいるのがマクロオートファジーであり，単にオートファジーと表記する場合はマクロオートファジーを指すことが多く，本稿でもそれに従う。オートファジーは，小胞体ないしは，その近傍から出現した構造体（隔離膜）が伸長して細胞質成分を取り囲んだオートファゴソームが形成される過程と，生じたオートファゴソームがエンドソームないしはリ

ソソームと融合し内容物を消化する二つの過程から構成されている（図1）。

Ⅰ．オートファジーの生理機能

オートファジーは，大別して二つの生理機能をもつことが明らかとなっている。一つはアミノ酸などの分解産物を提供する機能であり，飢餓応答，初期胚発生，細胞分化，抗原提示などに関与する。もう一つは，細胞内の変性タンパク質凝集体，不良あるいは不要細胞内小器官，細胞内侵入細菌などの分解であり，細胞変性抑制，腫瘍抑制，感染防御を担っている。

1．飢餓応答

飢餓状態では，オートファジーにより細胞質の一部が分解されアミノ酸などの栄養素が供給される。哺乳類における最初の飢餓応答は，新生児期に胎盤からの栄養供給が途絶える新生児飢餓適応である。実際，マウスは出生後に全身性にオートファジーが顕著に誘導され，アミノ酸プールやエネルギーが維持されると考えられている[1,2]。また，成獣マウスにおいても，24時間の絶食により脳を除くほぼすべての組織でオートファジーは誘導される[3]。重要なことに，成獣マウスにおいてオートファジーを全身性に欠損させると，飢餓後に重篤な低血糖を認め死亡する[4]。また肝臓特異的なオートファジー欠損マウスも絶食時に低血糖を示すことから[5]，オートファジーは成獣マウスの糖新生に重要であることを意味する。

Autophagy and Digestive Diseases
Shunsaku Takahashi et al

1) 新潟大学大学院医歯学総合研究科分子生物学分野
　（〒951-8510 新潟市中央区旭町通1-757）

2) 同　消化器内科学分野

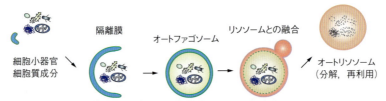

図1 オートファジーの模式図
オートファジーが誘導されると隔離膜が伸長しながら細胞質成分を取り囲み，二重膜のオートファゴソームが形成される。生じたオートファゴソームはエンドソームないしはリソソームと融合することで，その内容物を分解，再利用へ導く。

2．細胞内品質管理

オートファジーは栄養の供給されている条件下でも基底状態で起きている。オートファジーが欠損した細胞では，選択的オートファジーレセプターであり，かつ選択的基質でもあるp62/SQSTM1（以下p62と省略）やユビキチン陽性のタンパク質凝集体，フェリチンや機能異常ミトコンドリアなどが蓄積する[6,7]。恒常的なオートファジーが，細胞内タンパク質やオルガネラの代謝回転を担うことを意味する。この機能が減弱した場合に，神経変性疾患，肝疾患，肝腫瘍，心不全，筋萎縮，腎硬化症などの疾患を発症することが示唆されている[8]。

3．選択的オートファジー

オートファジーには，飢餓で誘導されるような細胞質成分をランダムに分解するバルクなオートファジーと，特定の基質を選択して分解する選択的オートファジーが存在する。選択的オートファジーは特定の分子や構造物をオートファゴソームが取り囲んで分解するため，隔離膜が分解基質となる分子や構造物を認識する過程が必要となる。オートファジーレセプターとよばれる分解基質と隔離膜とを結びつける一連の分子群がその過程を仲介する[9]。哺乳類のオートファジーレセプターは，ユビキチン結合ドメインをもったユビキチン結合型レセプターとミトコンドリアや小胞体の膜上に存在する膜内在型レセプターに大別される。現在までにユビキチン結合型のオートファジーレセプターは，p62，NBR1，OPTN，NDP52/CALCOCO2，TAX1BP1，TOLLIPが同定されている。また，膜内在型レセプターは，NIX/BNIP3L，BNIP3，FUNDC1，FAM134Bが知られている。

4．p62-Keap1-Nrf2経路

最近，われわれを含む複数のグループにより，p62が過剰に蓄積し，その349番目のセリン（マウスの場合は，351番目のセリン）がリン酸化を受けると，Cullin3型ユビキチンリガーゼのアダプタータンパク質Keap1と転写因子Nrf2との相互作用をp62が競合阻害し，転写因子Nrf2を活性化することがわかった[10,11]（図2）。Nrf2の標的遺伝子は，抗酸化タンパク質，解毒酵素群，プロテアソームサブユニット，オートファジー関連タンパク質をコードする遺伝子であり，その活性化は酸化ストレス応答やプロテオスターシス（タンパク質の恒常性維持）に貢献する。後述する通り，とくに肝疾患やがんにおいてp62の蓄積，リン酸化が確認されておりNrf2が恒常的に活性化していると考えられる。

II．オートファジーと疾患

1．肝疾患

1）アルコール性肝炎

アルコール性肝炎は，代謝産物であるアセトアルデヒドによるミトコンドリア障害，微小管機能障害，エタノール代謝に伴う脂肪酸合成経路への代謝負荷に起因する。肝炎の進展に伴い，肝細胞では好酸性の封入体Mallory-Denk Body (MDB)の出現が著明となる。MDBの主な構成成分はユビキチン化タンパク質，p62，熱ショックタンパク質，ケラチン8，ケラチン18である[12]。MDBを形成した肝細胞では，酸化ストレスが軽減していると報告されており，肝実質細胞内のミスフォールドあるいは変性したタンパク質を凝集させることで肝細胞保護的に作用すると考えられる[13]。また，p62の過剰蓄積はp62-Keap1-Nrf2経路を活性化し，肝実質細胞を酸化ストレスから保護する可能性がある[14]。

2）NAFLD（非アルコール性脂肪性肝疾患）

NAFLDは生活習慣病であり，肥満の合併率が5割を超える。過栄養状態ではさまざまな機序でオートファジーが抑制されることから，過栄養状態そのものが病態進展にかかわると考えられている。mTOR経路は主要なオートファジー抑制経路であるが，アミノ酸過多はmTOR経路を増大させ，過栄養状態が引き起こす高インスリン血症もIRS1-PI3K-Akt/PKB経路を

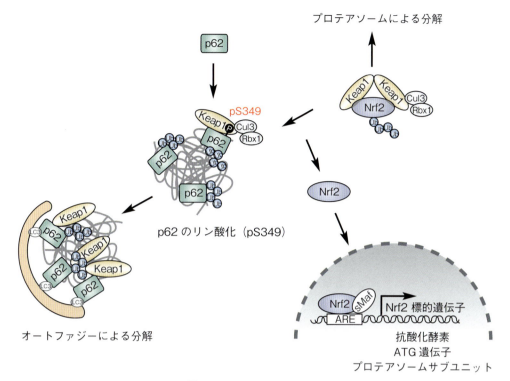

図2 p62-Keap1-Nrf2経路
通常状態では，Nrf2はE3リガーゼアダプタータンパク質であるKeap1により認識され，ユビキチン化を受け，プロテアソームで分解されている。選択的オートファジーの誘導時にはp62の349番目のセリン残基がリン酸化（pS349）され，Keap1とNrf2の結合を競合阻害する。その結果，Nrf2の活性化が引き起こされる。

介してmTOR経路を活性化することが報告されている[15]。mTOR経路以外にも，脂肪肝ではカルパイン-2の発現が上昇しており，Atg3とAtg7の分解を介したオートファジー抑制がみられること[16]，肥満マウスではリソソーム機能が障害されてオートファジーが抑制されることが報告されている[17]。実際に，臨床検体でも肝組織中でのLC3-Ⅱとp62の蓄積が報告されており，過栄養状態を背景としたNAFLDでは，肝細胞オートファジーが抑制されていると考えられる[18]。培養肝細胞に飽和脂肪酸の一種であるパルミチン酸を添付した実験では，オートファゴソームとリソソームの融合阻害によってオートファジーを抑制するRubiconの発現増加がみられた[19]。Rubiconは転写レベルでの増加を認めず，パルミチン酸負荷で分解が遅延する。siRNAを用いてRubiconをノックダウンしたところ，パルミチン酸添加によるオートファジーの抑制が解除されたことから，パルミチン酸投与によるRubicon分解遅延がオートファジー抑制の原因であると考えられる[19]。現在までに，NAFLDに対しては有効な治療薬が存在しなかったものの，今後Rubiconを標的とした治療薬の開発が期待される。

3）ウイルス性肝炎

慢性肝炎の原因となる代表的な肝炎ウイルスとして，B型肝炎ウイルス，C型肝炎ウイルス（HCV）があげられる。とくに，HCVは慢性肝炎への移行率が約70％と高い。近年，HCV感染の免疫反応に対するオートファジーとのかかわりが指摘されている。ヒトのウイルス感染に対する自然免疫病原体認識は，大きく分けてToll like receptor（TLR）ファミリーを介した認識機構と，Retinoic acid-inducible gene-I(RIG-I)Like Helicase（RLH）ファミリーを介した認識機構に大別され，HCVの認識機構ではTLRとRIG-Iの両方が関与する。この機構に対し，HCVのウイルスプロテアーゼであるNS3/4AがTLR3の下流に存在するToll/IL-1 receptor domain-containing adaptor inducing IFN-β（TRIF），およびRIG-Iの下流に存在するmitochondrial antiviral signaling protein（MAVS）を切断することで，TLR3やRIG-Iを介した抗ウイルス作用は抑制される[20,21]。また，肝特異的にHCV NS3/4Aを発現させたマウスでは，IFN-βがオートファジーを活性化することでウイルスタンパク質の分解を促すことが見出されている[22]。一方で，オートファジーによるⅠ型IFNレセプターの分解亢進がウイルス治療の抵抗性に

寄与するとの報告も存在する[23]。したがって，オートファジーを介した抗ウイルス治療では正と負の両面を考慮する必要がある。

2．腸管疾患

1）クローン病

クローン病は，口腔から肛門までの全消化管に潰瘍や線維化をきたし得る慢性炎症性疾患である。発症の要因としては，免疫異常を引き起こす遺伝的な因子や，腸内細菌などの環境因子が複雑に関与すると考えられている。疾患感受性遺伝子についてゲノムワイド関連解析が行われたところ，*ATG16L1* の変異（T300A）が同定されている[24~26]。*Atg16l1* を欠損したマウスでは，マクロファージがグラム陰性桿菌に応答して過剰なインターロイキン（interleukin：IL）-1βとIL-18を産生し，強い炎症反応が引き起こされる。また，変異型 *Atg16l1* をノックインしたマウスの解析では，TNFα刺激や飢餓などの代謝ストレス下において，変異型 *Atg16l1* が容易にカスパーゼ3によって切断され，オートファジー活性が低下することが判明している。このマウスに腸内細菌の一種である *Yersinia enterocolitica* を感染させると，オートファジーによる細菌の排除が阻害され，炎症性サイトカインの増強がみられた[27]。クローン病の発症については，現時点で不明な点が多くあるものの，オートファジーの機能異常と関連した報告が集まることで，今後もさらなる解明が望まれる。

2）萎縮性胃炎

H. Pylori 感染は，慢性胃炎や胃十二指腸潰瘍を惹起し，さらには胃がんのリスクファクターとなることが広く知られている。*H. Pylori* の産生する著名な病原因子として VacA と CagA がある。分泌毒素である VacA は，細胞表層受容体に結合後，エンドサイトーシスにより細胞内に取り込まれ，胃炎や潰瘍形成に強く関与する。一方で，low-density lipoprotein receptor-related protein-1（LRP1）と結合することで，Akt-MDM2-p53経路を活性化し，オートファジーを誘導することも知られている[28]。CagA は，IV型分泌装置を介して宿主細胞内に移行し，単独で発がん活性を有するがんタンパク質である。通常，CagA は前述の VacA によりオートファジーが誘導されているため，すみやかに分解される。しかし，CD44v9を発現するがん幹細胞では VacA によるオートファジー活性が抑制され，細胞内に CagA が蓄積し，胃がん発症の重要な因子となると考えられる。*H. Pylori* 感染による発がんの病態を考えるうえで，菌体側の病原因子だけではなく，宿主側の細胞応答も大きく関与している。

3．がん

オートファジーの障害は細胞の腫瘍化を引き起こし，恒常的活性化はがん細胞の代謝要求性を満たす。つまり，オートファジーはがんにとって諸刃の剣であるといえる。さらに，がんとオートファジーの関連を複雑にするのは肝細胞がんや膵管腺がん（PDAC）で確認される p62-Keap1-Nrf2 経路の活性化である。

全身性 *Atg5* モザイク欠損マウスや肝特異的 *Atg7* 欠損マウスは肝腫瘍（良性のアデノーマ）を形成する[29,30]。この肝腫瘍の増殖は *p62* ないしは *Nrf2* を同時欠損することで大幅に抑制されることから[29,31]，オートファジーによる腫瘍抑制効果は p62-Keap1-Nrf2 経路依存的といえる。一方，アルコール性肝炎の肝実質細胞で確認される MDB は，ヒト肝細胞がん組織においても蓄積が観察されており[12]，ヒト肝細胞がんにおける Nrf2 の活性化が予想された。実際，内在性にS349リン酸化p62を蓄積するヒト肝細胞がん株Huh-1を用いた異種移植実験から，Huh-1 の p62 を欠失させると Nrf2 の活性化の低下とともに腫瘍の増殖が抑制されること，p62欠損 Huh-1 株にセリン349番目のリン酸化p62模倣体を戻すと Nrf2 の再活性化とともに腫瘍増殖が回復することがわかった[11]。このことは，ヒト肝細胞がんにおいて p62 を介した Nrf2 活性化が腫瘍増殖に寄与することを意味する。また，Karin らのグループは，肝細胞がん前駆細胞に p62 が蓄積すると Nrf2 活性化だけではなく，mTORC1-c-Myc の活性化も起こり，これらが肝細胞がん前駆細胞から肝細胞がんへと形質転換させることを明らかにした[32]（図3a）。この p62 の蓄積がオートファジーの減弱に起因しているのか，あるいは転写レベルによる調節（*p62* の遺伝子発現は Nrf2 により制御されている）など別の要因であるかは不明なままである。

一方，活性化型 H-Ras ないしは K-Ras を発現させた細胞株，あるいは膵がん細胞は高いオートファジー活性をもつこと，それら細胞においてオートファジーを阻害すると増殖が抑制される[33,34]。実際，肺がん，PDAC，メラノーマ，前立腺がんなど複数の発がんモデルマウスにおいてオートファジー関連遺伝子（*Atg5* ないしは *Atg7*）を欠損させると，多くの場合においてがん細胞の増殖抑制や良性化が起こり，個体の生存率が向上する[35]。しかし，ごく最近，Karin ら[36]のグループは，前がん状態である膵臓上皮内腫瘍性病変（PanIN）に p62 が蓄積すると Nrf2 が活性化され，Nrf2 の標的である MDM2 の発現が亢進することを見出した。その結果，分化細胞から増殖性腺管細胞前駆体への変換が起こり，PanIN から PDAC に至ることが報告

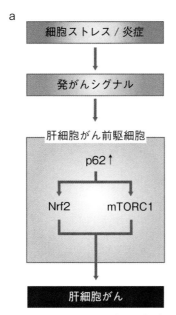
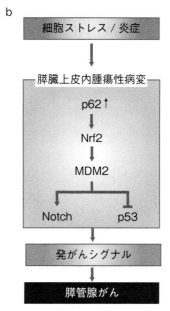

図3 細胞のがん化における p62 の役割
a：肝細胞がん前駆細胞において p62-Keap1-Nrf2 経路と mTORC1-c-Myc 経路が活性化すると，肝細胞がん前駆細胞から肝細胞がんへと形質転換する。
b：前がん状態にある膵臓上皮内腫瘍性病変（PanIN）において p62-Keap1-Nrf2 経路が活性化すると MDM2 の遺伝子発現が上昇する。その結果，細胞の脱分化と異常増殖をきたし，膵管腺がん（PDAC）に至る。

された[36]（図3b）。肝細胞がん前駆細胞同様に，PanIN における p62 の蓄積がオートファジーの減弱に由来するかはわかっていない。

おわりに

オートファジーの調節不全を起因とする病態発症には，単なるタンパク質あるいは細胞小器官の代謝を介した細胞恒常性維持の破綻だけでなく，多くの場合シグナル伝達異常が関与することが明らかとなってきた。従来から知られているシグナル伝達異常を基盤とする疾患においても，オートファジーの動態に注目する必要があるかも知れない。また，将来的にオートファジーを標的とした臨床応用を進めるうえで，オートファジー活性を捉えるプローブの開発やマーカーの同定は解決すべき課題であろう。

参考文献

1) Kuma A, Hatano M, Matsui M, et al.：The role of autophagy during the early neonatal starvation period. Nature **432**：1032-1036, 2004.
2) Komatsu M, Waguri S, Ueno T, et al.：Impairment of starvation-induced and constitutive autophagy in Atg7-deficient mice. J Cell Biol **169**：425-434, 2005.
3) Mizushima N, Yamamoto A, Matsui M, et al.：In vivo analysis of autophagy in response to nutrient starvation using transgenic mice expressing a fluorescent autophagosome marker. Mol Biol Cell **15**：1101-1111, 2004.
4) Karsli-Uzunbas G, Guo JY, Price S, et al.：Autophagy is required for glucose homeostasis and lung tumor maintenance. Cancer Discov **4**：914-927, 2014.
5) Ezaki J, Matsumoto N, Takeda-Ezaki M, et al.：Liver autophagy contributes to the maintenance of blood glucose and amino acid levels. Autophagy **7**：727-736, 2011.
6) Komatsu M, Waguri S, Koike M, et al.：Homeostatic levels of p62 control cytoplasmic inclusion body formation in autophagy-deficient mice. Cell **131**：1149-1163, 2007.
7) Mancias JD, Wang X, Gygi SP, et al.：Quantitative proteomics identifies NCOA4 as the cargo receptor mediating ferritinophagy. Nature **509**：105-109, 2014.
8) Mizushima N, Komatsu M：Autophagy：renovation of cells and tissues. Cell **147**：728-741, 2011.
9) Rogov V, Dötsch V, Johansen T, et al.：Interactions between autophagy receptors and ubiquitin-like proteins form the molecular basis for selective autophagy. Mol Cell **53**：167-178, 2014.
10) Komatsu M, Kurokawa H, Waguri S, et al.：The selec-

tive autophagy substrate p62 activates the stress responsive transcription factor Nrf2 through inactivation of Keap1. Nat Cell Biol **12** : 213-223, 2010.

11) Ichimura Y, Waguri S, Sou YS, et al. : Phosphorylation of p62 activates the Keap1-Nrf2 pathway during selective autophagy. Mol Cell **51** : 618-631, 2013.

12) Zatloukal K, Stumptner C, Fuchsbichler A, et al. : p62 Is a common component of cytoplasmic inclusions in protein aggregation diseases. Am J Pathol **160** : 255-263, 2002.

13) Hiura M, Honma Y, Miyagawa K, et al. : Alleviation mechanisms against hepatocyte oxidative stress in patients with chronic hepatic disorders. Hepatol Res **45** : 1124-1135, 2015.

14) Ni HM, Boggess N, McGill MR, et al. : Liver-specific loss of Atg5 causes persistent activation of Nrf2 and protects against acetaminophen-induced liver injury. Toxicol Sci **127** : 438-450, 2012.

15) Liu HY, Han J, Cao SY, et al. : Hepatic autophagy is suppressed in the presence of insulin resistance and hyperinsulinemia : inhibition of FoxO1-dependent expression of key autophagy genes by insulin. J Biol Chem **284** : 31484-31492, 2009.

16) Zhao Q, Guo Z, Deng W, et al. : Calpain 2-mediated autophagy defect increases susceptibility of fatty livers to ischemia-reperfusion injury. Cell Death Dis **7** : e2186, 2016.

17) Inami Y, Yamashina S, Izumi K, et al. : Hepatic steatosis inhibits autophagic proteolysis via impairment of autophagosomal acidification and cathepsin expression. Biochem Biophys Res Commun **412** : 618-625, 2011.

18) González-Rodríguez A, Mayoral R, Agra N, et al. : Impaired autophagic flux is associated with increased endoplasmic reticulum stress during the development of NAFLD. Cell Death Dis **5** : e1179, 2014.

19) Tanaka S, Hikita H, Tatsumi T, et al. : Rubicon inhibits autophagy and accelerates hepatocyte apoptosis and lipid accumulation in nonalcoholic fatty liver disease in mice. Hepatology **64** : 1994-2014, 2016.

20) Li K, Foy E, Ferreon JC, et al. : Immune evasion by hepatitis C virus NS3/4A protease-mediated cleavage of the Toll-like receptor 3 adaptor protein TRIF. Proc Natl Acad Sci U S A **102** : 2992-2997, 2005.

21) Meylan E, Curran J, Hofmann K, et al. : Cardif is an adaptor protein in the RIG-I antiviral pathway and is targeted by hepatitis C virus. Nature **437** : 1167-1172, 2005.

22) Sun J, Desai MM, Soong L, et al. : IFN-alpha/beta and autophagy : tug-of-war between HCV and the host.

Autophagy **7** : 1394-1396, 2011.

23) Chandra PK, Bao L, Song K, et al. : HCV infection selectively impairs type I but not type III IFN signaling. Am J Pathol **184** : 214-229, 2014.

24) Hampe J, Franke A, Rosenstiel P, et al. : A genome-wide association scan of nonsynonymous SNPs identifies a susceptibility variant for Crohn disease in ATG16L1. Nat Genet **39** : 207-211, 2007.

25) Rioux JD, Xavier RJ, Taylor KD, et al. : Genome-wide association study identifies new susceptibility loci for Crohn disease and implicates autophagy in disease pathogenesis. Nat Genet **39** : 596-604, 2007.

26) Prescott NJ, Fisher SA, Franke A, et al. : A nonsynonymous SNP in ATG16L1 predisposes to ileal Crohn's disease and is independent of CARD15 and IBD5. Gastroenterology **132** : 1665-1671, 2007.

27) Murthy A, Li Y, Peng I, et al. : A Crohn's disease variant in Atg16l1 enhances its degradation by caspase 3. Nature **506** : 456-462, 2014.

28) Tsugawa H, Suzuki H, Saya H, et al. : Reactive oxygen species-induced autophagic degradation of Helicobacter pylori CagA is specifically suppressed in cancer stem-like cells. Cell Host Microbe **12** : 764-777, 2012.

29) Takamura A, Komatsu M, Hara T, et al. : Autophagy-deficient mice develop multiple liver tumors. Genes Dev **25** : 795-800, 2011.

30) Inami Y, Waguri S, Sakamoto A, et al. : Persistent activation of Nrf2 through p62 in hepatocellular carcinoma cells. J Cell Biol **193** : 275-284, 2011.

31) Ni HM, Woolbright BL, Williams J, et al. : Nrf2 promotes the development of fibrosis and tumorigenesis in mice with defective hepatic autophagy. J Hepatol **61** : 617-625, 2014.

32) Umemura A, He F, Taniguchi K, et al. : p62, Upregulated during Preneoplasia, Induces Hepatocellular Carcinogenesis by Maintaining Survival of Stressed HCC-Initiating Cells. Cancer Cell **29** : 935-948, 2016.

33) Guo JY, Chen HY, Mathew R, et al. : Activated Ras requires autophagy to maintain oxidative metabolism and tumorigenesis. Genes Dev **25** : 460-470, 2011.

34) Yang S, Wang X, Contino G, et al. : Pancreatic cancers require autophagy for tumor growth. Genes Dev **25** : 717-729, 2011.

35) Amaravadi R, Kimmelman AC, White E : Recent insights into the function of autophagy in cancer. Genes Dev **30** : 1913-1930, 2016.

36) Todoric J, Antonucci L, Di Caro G, et al. : Stress-Activated NRF2-MDM2 Cascade Controls Neoplastic Progression in Pancreas. Cancer Cell **32** : 824-839 e8, 2017.

*   *   *

特集

オートファジー〜胆膵疾患とのかかわりについて〜

オートファジーの制御機構と活性測定法

千野　遥[1,2]・水島　昇[1]

要約：オートファジーは，進化的に保存された細胞内の大規模分解系である。当初オートファジーは飢餓などに対するストレス応答と考えられていたが，細胞内の恒常性維持や発生，免疫制御，腫瘍抑制などの生理的意義を有することが分かってきた。さらに，オートファジー欠損や制御不全が神経疾患や腫瘍などの病気と関連していることも報告され，オートファジーが疾患の原因や創薬ターゲットとなる可能性もでてきた。これらの役割を担うオートファジーは細胞内で厳密に制御されている必要があり，その中心的制御機構が明らかになってきた。一方で，オートファジー活性を定量的に解析することは，制御機構のさらなる解明や今後の臨床応用を考えるうえで重要であるが，いまだ多くの課題がある。本稿では，オートファジーの制御に関する分子メカニズムを概説するとともに，オートファジー活性の定量法に関して述べる。

Key words：飢餓，mTORC1，オートファジーフラックス

はじめに

　細胞の恒常性維持にはタンパク質などの構成因子の合成と分解の均衡が必要である。主要な細胞内分解機構としてオートファジーとプロテアソーム分解がある。プロテアソームは，ユビキチン付加されたタンパク質を選択的に分解する。一方で，オートファジーは，オートファゴソームにより囲まれた領域のタンパク質やオルガネラを分解する大規模分解系である。オートファジーは元来飢餓などの細胞ストレス応答機構として獲得されたと考えられ，栄養・エネルギー不足の環境下で細胞障害を抑え，生存に有利な適応の一つとして考えられてきた。オートファジーが適切に機能するためには厳密に制御される必要がある。そこで，現在明らかにされつつあるオートファジーの活性化抑制機構について概説し，後半ではオートファジー活性の測定方法についても触れたい。

Regulation and Monitoring of Autophagy
Haruka Chino et al
1）東京大学大学院医学系研究科分子生物学分野
　（〒113-0033 文京区本郷 7-3-1）
2）同　呼吸器内科

I．オートファジーの制御機構

1．オートファジーの抑制，活性化因子

　オートファジーはインスリンなどの増殖因子やアミノ酸によって強く抑制される[1,2]。また，肝臓では主にアミノ酸，骨格筋ではインスリンによる制御が重要であり，生体においては組織ごとに異なる機構で制御されている[3]。

2．mTORC1 複合体と ULK 複合体によるオートファジーの制御機構

　アミノ酸やインスリンによるオートファジーの抑制は両者の下流シグナルに位置する mTOR（mechanistic target of rapamycin）の活性化による（図1）。mTOR はラパマイシンの標的分子として同定されたセリン/スレオニンキナーゼの一つで，細胞成長・増殖にかかわるシグナル因子である。Raptor-mLST8-Deptor-PRAS40 からなる mTOR 複合体1（mTORC1）と mTOR-Rictor-mLST8-Protor-Dptor-mSIN1-Protor からなる mTOR 複合体2（mTORC2）の二つの複合体を構成し，mTORC1 のみがオートファジー抑制にかかわっている[4]。

　アミノ酸による mTOR の制御において，もっとも貢献度が高いのがロイシンとアルギニンであり，これ

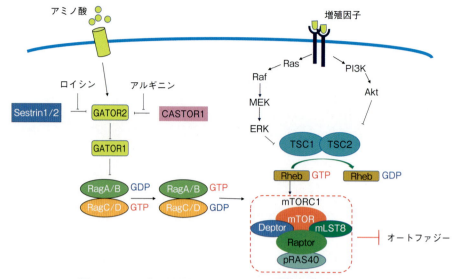

図1 アミノ酸，増殖因子によるmTORC1シグナリング経路
アミノ酸，増殖因子などによりmTORC1は活性化される。ロイシンやアルギニンを感知するセンサータンパク質のSestrin1/2やCASTOR1はGATOR2の活性化を介してGTP結合型RagA/Bを促進する。結果，mTORC1が活性化されるとオートファジーは誘導される。

らの欠乏でmTORは顕著に抑制される[5]。これまでに，細胞内アルギニンのセンサーとしてCASTOR1[6]，ロイシンセンサーとしてSestrin2が同定されており[7,8]，これらのセンサーにアミノ酸が結合するとGATOR2の活性化を介してRAG（Ras-related small GTPase）複合体を制御し，mTORが活性化される。

オートファジーの上流因子であるULK複合体（ULK1-FIP200-ATG13-ATG101）は富栄養状態で活性化状態のmTORC1と直接結合している。mTORC1はULK1とATG13をリン酸化しその機能を阻害している[9〜12]。一方，飢餓時にはmTORC1は不活化され，ULK複合体とmTORC1は解離する。その結果，脱リン酸化されたULK1が活性化し，複合体サブユニットや下流因子をリン酸化してオートファジーを誘導する（図2）。

増殖因子によるオートファジーの抑制もmTORの活性化に寄与しているが，アミノ酸による制御とは別の経路を用いている。増殖因子の刺激が加わるとチロシンキナーゼ受容体の活性化によりPI3K-AktとRas-MAPKが誘導される[13]。これらのシグナルはmTORC1の活性化に必要なRhebの抑制因子であるTSC複合体2（tuberous sclerosis complex 2：TSC1-TSC2）を抑制しmTORC1を活性化する[14,15]。mTORC1の活性はアミノ酸や増殖因子が同時に存在していることで維持されるが，どちらか一方の欠乏で容易に不活化され，オートファジーは誘導される。

現在，多くのmTORC1阻害剤がオートファジー誘導剤として使用されているのはこのような機序によるものである。ただし，哺乳類におけるULK1複合体の駆動機構などいまだに解決されていない課題は多い。

II．オートファジー活性の測定方法

1．培養細胞におけるオートファジーフラックスの測定方法

オートファジー活性の測定にはオートファジー因子のLC3（酵母Atg8のホモログ）やその結合因子がよく用いられる[16]。LC3前駆体は翻訳後ATG4によりC末端のグリシン直下で切断されLC3-Iとなる。その後，ATG7（E1様酵素），ATG3（E2様酵素），ATG5-ATG12-ATG16L1（E3と類似した機能をもつ）によるユビキチン化類似反応によってホスファチジルエタノールアミン（PE）が付加され，膜結合型のLC3-IIになる[17]（図3）。

1）LC3やp62を用いたオートファジー活性の測定
オートファジーが誘導されるとオートファゴソーム形成部位でオートファジー関連因子が集積し，隔離膜とよばれる膜構造体ができる。これが伸長し，完全な二重膜構造であるオートファゴソームが形成され，リソソームと融合してオートリソソームになり内容物を分解する。

PE化されたLC3-IIは隔離膜や二重膜のオートファゴソーム膜の内膜と外膜上に存在する[18]。飢餓時にオートファジーが誘導されるとLC3-IIも増加し，そ

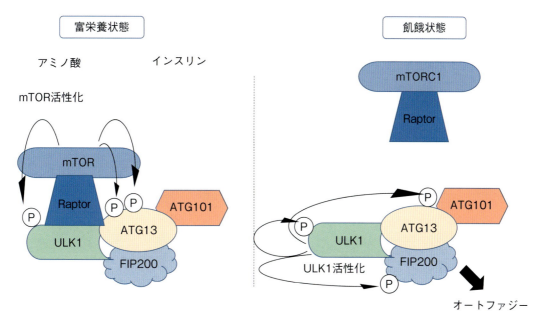

図2 ULK複合体の活性化によるオートファジーの誘導（文献12より引用改変）

富栄養条件下では，mTORC1は活性化しており，Raptorを介してULK1に結合する。この状態では，ULK1やATG13はmTORによるリン酸化によって不活化されている。

飢餓時には，mTORC1は不活化し，ULK複合体と解離する。脱リン酸化したULK1は活性化して自己リン酸化やATG13, FIP200をリン酸化し，オートファジーは誘導される。

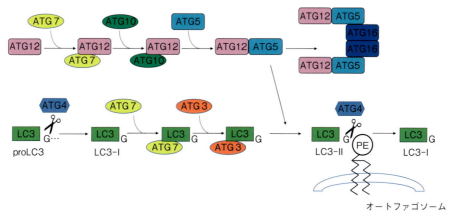

図3 LC3の修飾

LC3前駆体は翻訳後，ATG4によってC末端のグリシン直下で切断されLC3-Ⅰとなる。

その後，ATG7（E1様酵素），ATG3（E2様酵素），ATG5-ATG12-ATG16L1（E3と類似した機能をもつ）によるユビキチン化類似反応によってホスファチジルエタノールアミン（PE）が付加され，膜結合型のLC3-Ⅱになり，オートファゴソーム膜上に局在する。

の量はオートファゴソームの数と相関する（図4a）。しかし，LC3-Ⅱの量はオートファジーが誘導されたときだけでなく，リソソームによる分解が低下したときにも増加する（図4b）。つまり，LC3-Ⅱの量そのものは必ずしもオートファジー活性を意味しない。オートファジー活性の測定法で一般的に行われる方法を紹介する。

オートファジーフラックスの測定方法としてもっとも一般的に行われる方法としてウエスタンブロットによるLC3のフラックスアッセイがある。オートファジーが誘導されるとLC3-Ⅱは増加する。同時にオートファゴソーム内膜のLC3-Ⅱはリソソームで分解される。つまり，LC3-Ⅱの量は合成と分解のバランスで決まる。分解を止めたときに増えた量からオートファジーによる分解量を推測でき，オートファジー活性を測定することができる。一定時間に流れる川の水の量を川の下流でせき止めてたまった水の量から推測するのと同じである。オートファジーで隔離されたLC3-

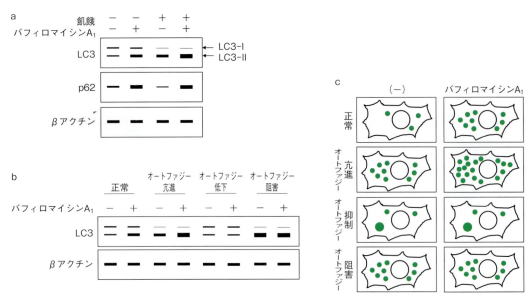

図 4 古典的オートファジー活性の測定方法（文献 16 より引用改変）
a：LC3 と p62 を用いたオートファジーフラックスの測定
　　飢餓によるオートファジー誘導時にはオートファゴソームの形成とともに LC3-Ⅱ は増加し，オートファジー基質の p62 はオートファジーによる分解で減少する。リソソーム阻害剤のバフィロマイシン A_1 投与時には，p62 や LC3-Ⅱ の分解が阻害され，増加する。
b：オートファジー活性の状態に応じた LC3 フラックスアッセイの結果
　　オートファジー誘導条件下では，LC3-Ⅱ は増加しており，バフィロマイシン A_1 の投与でさらに増加する。一方で，オートファジーが上流で抑制されていると LC3-Ⅱ は低下し，バフィロマイシン A_1 を加えても量の変化がみられない。
　　リソソーム障害などのオートファジーの後期ステップで阻害されているときには，LC3-Ⅱ は増加し，バフィロマイシン A_1 投与によるさらなる増加はみられない。
c：蛍光顕微鏡によるオートファジーフラックスの測定
　　オートファジーが誘導されると，LC3 はオートファゴソーム上にリクルートされ，ドット様の構造を呈する。バフィロマイシン A_1 投与により，LC3 陽性のドット構造は蓄積する。オートファジーが上流で抑制されていると，LC3 陽性ドットの数は減り，バフィロマイシン A_1 による増加は認めない。ただし，p62 を含む凝集体に LC3 が巻き込まれていることが多く，ドット構造を呈することがある。リソソーム障害などの後期ステップでのオートファジー阻害時には LC3 ドットの数は増えているが，バフィロマイシン A_1 によるさらなる増加はみられない。

Ⅱや基質はリソソームに輸送され，分解される。リソソーム阻害剤存在下で蓄積する量はこの間にリソソーム阻害剤非存在下でオートファジーにより分解された量を表す。リソソーム阻害剤としてリソソーム V-ATPase 阻害剤であるバフィロマイシン A_1 やリソソーム酵素阻害剤である E64d やペプスタチンの組み合わせがよく使われている。1例を図 4a に載せる。飢餓でオートファジーが誘導されると LC3-Ⅱ は増加する。飢餓時でも富栄養時でもバフィロマイシン A_1 存在下で非存在下よりも LC3-Ⅱ が増える。バフィロマイシン A_1 存在下と非存在下での差をみると，飢餓時のほうが富栄養時よりも蓄積量は多い。このことから飢餓時に，よりオートファジー活性が高いことがわかる。一方で，オートファジー活性が低下していれば，バフィロマイシン A_1 による LC3-Ⅱ の量の変化はみられない。オートファジーが亢進しているときと，オートファジーが下流で阻害されている（オートファゴソームとリソソームの融合の阻害やリソソーム機能の低下）ときには，どちらも LC3-Ⅱ は正常時より高いが，バフィロマイシン A_1 存在下での差分は，オートファジーが亢進しているときには高く，下流での阻害時にはほとんどみられない（図 4b）。このように，オートファジー活性をみるには LC3-Ⅱ の量のリソソーム阻害剤投与時と非投与時による差をみることで推測することができる。

LC3 のフラックスアッセイと同様に簡便に測定できる方法としてオートファジー基質の分解量をみる方法がある。オートファジー基質である p62 はオートファジー欠損マウスの臓器で蓄積し，肝腫瘍発生，神経症状の原因となることが知られている[19,20]。オートファジーが誘導されると p62 はオートファジーで分解され，その量は減少する。バフィロマイシン A_1 存在下と非存在下での差から，その間に分解された量を推測することができ，この差が大きいほどオートファジー活

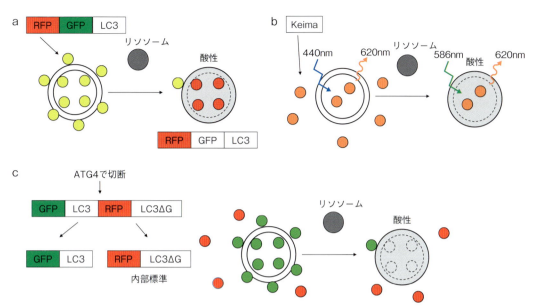

図 5 オートファジー活性を測定する代表的プローブ（文献 16 より引用改変）

a：RFP-GFP-LC3 はオートファジーが誘導されると，オートファゴソームの内膜と外膜上に局在し黄色のシグナルを発色する．オートファゴソームがリソソームと融合し，酸性環境になると内膜の GFP は退色し，外膜の LC3 は脱結合で膜上から外れる．これにより，RFP のみによる赤いシグナルを発色する．オートファジーが誘導されると赤と黄色のシグナルが増強するが，初期ステップでオートファジーが抑制されると黄色，赤シグナルいずれも減少する．一方で，リソソーム阻害や融合阻害が生じると黄色シグナルは増えるが，赤シグナルが減少する．

b：Keima は，オートファジーが誘導されると，オートファゴソームにより取り囲まれ，リソソームに誘導される．細胞質やオートファゴソーム内では，440 nm の励起光で 620 nm にピークをもつ蛍光を発する．一方で，オートファゴソームがリソソームに融合し，オートリソソームやリソソーム内では，586 nm で励起することで 620 nm の蛍光を発する．586 nm で励起された蛍光と440 nm で励起された蛍光の比でオートファジー活性を測定する．

c：GFP-LC3-RFP-LC3ΔG は翻訳後ただちに ATG4 により切断され，GFP-LC3 と RFP-LC3ΔG が等量合成される．グリシンを欠損した LC3ΔG は膜に局在することができないため，RFP-LC3ΔG は細胞質に残存し内部標準となる．一方で GFP-LC3 はオートファジーが誘導されるとオートファゴソーム上に誘導され，リソソームとの融合後に退色する．GFP/RFP 比の減少はオートファジー活性が高いことを意味する．

性が高いことを示す．しかし，p62 は転写変動も大きいため，mRNA を同時に測定することが重要である．

2）蛍光顕微鏡による LC3 陽性構造体の観察

オートファゴソームやオートファジー関連構造体の数を顕微鏡でみる方法もある．LC3 は先に述べたように，オートファジー関連構造体に共通して局在するマーカーである．オートファジーが誘導されると LC3 陽性構造体が増加する（図 4c）．一方で，オートファゴソームはリソソームと融合しオートリソソームとなると GFP-LC3 は消失する．LC3 フラックスアッセイと同様にリソソーム阻害剤存在下と非存在下で比較したときに蓄積する GFP-LC3 陽性構造体の数はその間に分解されたオートファゴソームの数を推測することができる．しかし，オートファジー欠損細胞では LC3 が p62 などの基質と一緒に凝集体を形成することがあり，これが蛍光顕微鏡下でオートファゴソーム様の構造体と間違って観察されることもあるので注意が必要である．

3）mRFP-GFP-LC3 を用いた方法

LC3 陽性構造体がオートファジー関連構造体に共通して存在することから，オートファゴソーム成熟過程の解析に用いられるのが mRFP と GFP を LC3 に直列につないだプローブである[21]（図 5a）．これは，GFP（pKa＝5.9）が酸性条件下で消光するのに対して，mRFP（pKa＝4.5）が酸性環境のリソソーム内でも安定であることを利用したプローブである．細胞内で mRFP-GFP-LC3 を発現させると，オートファゴソーム上で黄色のシグナル（赤＋緑）を発色する．オートファゴソームがリソソームと融合した後，オートリソソーム上では，GFP が消光し，赤のシグナルのみが残る．黄色の構造体はオートファゴソームを，赤の構造体はオートリソソームを示す．オートファジーが誘導されると赤と黄色のシグナルが増加するが，オートファジーの後期ステップで阻害されると黄色のシグナ

ルのみが残存する。黄色の構造体が増加するときには，オートファジーの誘導とリソームの機能低下を疑う。

4）Keima プローブ

Keima は Kogure ら[22]によって開発され，励起光と蛍光の波長差が大きいことから将棋の桂馬にちなんで命名された蛍光タンパク質である。Keima はリソーム内で安定しているが，周囲の酸性条件により励起光が変わる。中性条件では 440 nm で，酸性条件では 586 nm で励起され，620 nm にピークをもつ蛍光を発する。Keima を単独で細胞内に発現させ，オートファジーが誘導されると，細胞質中の Keima はオートファゴソームで取り囲まれ，リソームに運ばれる。リソーム内の Keima と細胞質中（＋リソームと融合前のオートファゴソーム）の Keima の量の比は，586/440 nm の蛍光シグナルの比から Keima のリソームでの存在量が推測できる（図5b）。この比を測定することでバルクな分解系の活性を測定できる[23]。また，Keima にミトコンドリア移行シグナルを付加したmtKeima はミトコンドリアのオートファジー分解（マイトファジー）のマーカーとして利用されている[23]。

5）GFP-LC3-RFP-LC3ΔG

GFP-LC3分解アッセイでみられる GFP-LC3 の減少は，オートファジー活性による GFP-LC3 の分解だけではなく，GFP-LC3 の合成の低下の影響も受ける。そこで，新規のオートファジー活性の定量法としてGFP-LC3 に RFP-LC3 を並列に付加したプローブが開発された[24]。RFP-LC3 は C 末端の ATG4 認識部位であるグリシンを欠損しており，PE 化を受けないためオートファゴソーム上に局在できず細胞質にとどまる（図5c）。GFP-LC3-RFP-LC3ΔG が細胞内で翻訳されると，ATG4 により GFP-LC3 と RFP-LC3ΔG が等量合成される。GFP-LC3 のみがオートファゴソーム上に局在し分解を受ける。一方で，RFP-LC3ΔG は細胞質にとどまり分解を受けないことで内部標準になる。オートファジー活性化条件では GFP-LC3 の分解は亢進し GFP/RFP 比は低下する。一方で，オートファジー抑制条件では GFP-LC3 は分解を受けず，GFP/RFP 比は上昇する。この細胞を用いた，新規のオートファジー誘導剤/阻害剤のスクリーニングも行われている[24]。

2．モデル動物におけるオートファジーフラックスの測定方法

1）LC3 プロセッシングや p62 の蓄積の検出

飢餓時には脳以外のほとんどの臓器でオートファジーが誘導される。とくに肝臓や筋肉，膵臓でのその活性は顕著である。培養細胞同様に飢餓時に組織中でも LC3-Ⅱ が増加する[25]。また，オートファゴソームとリソームの融合を阻害するクロロキンやリソームを阻害するペプスタチンを投与すると LC3-Ⅱ は蓄積する[26,27]。

オートファジー基質である p62 もオートファジー欠損マウスの組織中で蓄積する[19]。これらをウエスタンブロットで測定することでオートファジーの活性状態を予測しうるが，一時点での測定値でオートファジー活性を予測するのは培養細胞同様に困難である。

また，蓄積した p62 は細胞内で凝集体を形成し，Triton®X-100 による可溶化でも一部が不溶画分に検出されたり，p62 は飢餓による転写制御で翻訳が増加するなど注意点はある。タンパク量のみならず mRNA のレベルも同時に測定する必要がある。

2）GFP-LC3 マウス

生体内でオートファジー活性を検出する目的で最初に作成されたのが GFP-LC3 のトランスジェニックマウスである[25,28]。24 時間飢餓後に組織観察するとGFP-LC3 陽性のドット構造が検出された。このことから，生体においても飢餓時にオートファジーが活性化していることが証明された。しかし，これも一時点での観察ではオートファジーが誘導されているのかリソーム障害による蓄積かを見分けることはできない。

3）mRFP-GFP-LC3 マウス

前述した mRFP-GFP-LC3 発現マウスも作製されてきた。飢餓時に心筋や腎臓でオートファゴソームとオートリソームの増加を認めた。さらに，心筋虚血や再灌流でもオートファジーが誘導されることを示した[29,30]。

4）mtKeima や mitoQC（mtm Cherry-GFP）

マイトファジーの生体内での制御をみるために，マイトファジー活性測定のレポーターである mtKeimaや mCherry-GFP にミトコンドリア移行シグナルを付加した mitoQC を発現したマウスも作製されている[31,32]。mtKeima マウスの研究から，マイトファジーは心筋や一部の神経細胞で活性が高く，加齢やハンチントンタンパク質の発現，高脂肪食で抑制され，逆に低酸素やミトコンドリア DNA の障害，悪性腫瘍による悪液質で活性化することが分かった。しかし，固定によるリソームの中和でシグナルを失うことから固定せずに組織切片を観察する必要があることなど注意も必要である。

mitoQC マウスでは，正常なミトコンドリアが黄色に発色するが，リソームに運ばれると GFP が退色し赤色に発色する[32]。このマウスを用いて mtKeima マ

ウス同様に心筋や一部の神経細胞，骨格筋，肝臓，腎臓の近位尿細管でマイトファジーの活性が高いことが示された。

5）GFP-LC3-RFP-LC3ΔG

前述の通り，GFP-LC3-RFP-LC3ΔG を発現させたマウスは恒常的オートファジーや誘導性オートファジーの活性を測るのに適したマウスである[24]。オートファジー活性の高い組織では GFP/RFP 比が低下しているのがみられる。残念ながら，現在作成されたGFP-LC3-RFP-LC3ΔG 発現マウスではレポーターが発現している臓器が骨格筋に限られているが，この観察により遅筋繊維は速筋繊維に比べてオートファジー活性が低いことが分かった。一方で，飢餓時のマウス骨格筋やゼブラフィッシュの受精卵でオートファジー活性が上昇することも GFP/RFP 比の低下から分かった。今後，全臓器で GFP-LC3-RFP-LC3ΔG を発現するマウスの作製が期待される。

おわりに

オートファジー研究はこの 20 年で急速的に進展し，分子機構や生理的意義に関しての理解が進んだが，いまだに未解明な分野である。とくに，疾患との関連や治療介入に関しては課題が多い。オートファジー活性の定量的モニタリング法の開発により，オートファジーの制御機構から疾患とのかかわりまで改めて評価することができるかもしれない。さらに，オートファジー誘導の分子機構の解明により副作用の少ないよりオートファジーに特化したオートファジー誘導剤の開発も現実味を帯びてきている。残念ながら，人体におけるオートファジー活性の測定は現段階では絶望的であり，今後の臨床応用のためにも開発が待たれる。

今後，オートファジーがより疾患治療にかかわることが期待される。

参 考 文 献

1）Dennis MD, Baum JI, Kimball SR, et al.：Mechanisms involved in the coordinate regulation of mTORC1 by insulin and amino acids. J Biol Chem **286**：8287-8296, 2011.

2）Diaz-Troya S, Perez-Perez ME, Florencio FJ, et al.：The role of TOR in autophagy regulation from yeast to plants and mammals. Autophagy **4**：851-865, 2008.

3）Naito T, Kuma A, Mizushima N：Differential contribution of insulin and amino acids to the mTORC1-autophagy pathway in the liver and muscle. J Biol Chem **288**：21074-21081, 2013.

4）Saxton RA, Sabatini DM：mTOR Signaling in Growth, Metabolism, and Disease. Cell **168**：960-976, 2017.

5）Hara K, Yonezawa K, Weng QP, et al.：Amino acid sufficiency and mTOR regulate p70 S6 kinase and eIF-4E BP1 through a common effector mechanism. J Biol Chem **273**：14484-14494, 1998.

6）Saxton RA, Chantranupong L, Knockenhauer KE, et al.：Mechanism of arginine sensing by CASTOR1 upstream of mTORC1. Nature **536**：229-233, 2016.

7）Wolfson RL, Chantranupong L, Saxton RA, et al.：Sestrin2 is a leucine sensor for the mTORC1 pathway. Science **351**：43-48, 2016.

8）Chantranupong L, Wolfson RL, Orozco JM, et al.：The Sestrins interact with GATOR2 to negatively regulate the amino-acid-sensing pathway upstream of mTORC1. Cell Rep **9**：1-8, 2014.

9）Hosokawa N, Hara T, Kaizuka T, et al.：Nutrient-dependent mTORC1 association with the ULK1-Atg13-FIP200 complex required for autophagy. Mol Biol Cell **20**：1981-1991, 2009.

10）Jung CH, Jun CB, Ro SH, et al.：ULK-Atg13-FIP200 complexes mediate mTOR signaling to the autophagy machinery. Mol Biol Cell **20**：1992-2003, 2009.

11）Ganley IG, Lam du H, Wang J, et al.：ULK1. ATG13. FIP200 complex mediates mTOR signaling and is essential for autophagy. J Biol Chem **284**：12297-12305, 2009.

12）板倉英祐，水島　昇：哺乳類オートファジーの制御と生理機能．実験医学 **27**：2937-2942，2009.

13）Mendoza MC, Er EE, Blenis J：The Ras-ERK and PI3K-mTOR pathways：cross-talk and compensation. Trends Biochem Sci **36**：320-328, 2011.

14）Inoki K, Li Y, Zhu T, Wu J, et al.：TSC2 is phosphorylated and inhibited by Akt and suppresses mTOR signalling. Nat Cell Biol **4**：648-657, 2002.

15）Manning BD, Tee AR, Logsdon MN, et al.：Identification of the tuberous sclerosis complex-2 tumor suppressor gene product tuberin as a target of the phosphoinositide 3-kinase/akt pathway. Mol Cell **10**：151-162, 2002.

16）Yoshii SR, Mizushima N：Monitoring and Measuring Autophagy. Int J Mol Sci **18**：1865, 2017.

17）Mizushima N, Yoshimori T, Ohsumi Y：The Role of Atg Proteins in Autophagosome Formation. Annu Rev Cell Dev Biol **27**：107-132, 2011.

18）Kabeya Y, Mizushima N, Ueno T, et al.：LC3, a mammalian homologue of yeast Apg8p, is localized in autophagosome membranes after processing. EMBO J **19**：5720-5728, 2000.

19）Komatsu M, Waguri S, Koike M, et al.：Homeostatic levels of p62 control cytoplasmic inclusion body formation in autophagy-deficient mice. Cell **131**：1149-1163, 2007.

20）Bjørkøy G, Lamark T, Brech A, et al.：p62/SQSTM1

forms protein aggregates degraded by autophagy and has a protective effect on huntingtin-induced cell death. J. Cell Biol **171** : 603-614, 2005.

21) Kimura S, Noda T, Yoshimori T : Dissection of the autophagosome maturation process by a novel reporter protein, tandem fluorescent-tagged LC3. Autophagy **3** : 452-460, 2007.

22) Kogure T, Karasawa S, Araki T, et al. : A fluorescent variant of a protein from the stony coral Montipora facilitates dual-color single-laser fluorescence cross-correlation spectroscopy. Nat Biotechnol **24** : 577-581, 2006.

23) Katayama H, Kogure T, Mizushima N, et al. : A sensitive and quantitative technique for detecting autophagic events based on lysosomal delivery. Chem Biol **18** : 1042-1052, 2011.

24) Kaizuka T, Morishita H, Hama Y, et al. : An Autophagic Flux Probe that Releases an Internal Control. Mol Cell **64** : 835-849, 2016.

25) Mizushima N, Yamamoto A, Matsui M, et al. : In Vivo Analysis of Autophagy in Response to Nutrient Starvation Using Transgenic Mice Expressing a Fluores-cent Autophagosome Marker. Mol Biol Cell **15** : 1101-1111, 2004.

26) Iwai-Kanai E, Yuan H, Huang C, et al. : A method to measure cardiac autophagic flux in vivo. Autophagy **4** : 322-329, 2008.

27) Haspel J, Shaik RS, Ifedigbo E, et al. : Characterization of macroautophagic flux in vivo using a leupeptin-based assay. Autophagy **7** : 629-642, 2011.

28) Mizushima N : Methods for monitoring autophagy using GFP-LC3 transgenic mice. Methods Enzymol **452** : 13-23, 2009.

29) Hariharan N, Zhai P, Sadoshima J : Oxidative Stress Stimulates Autophagic Flux During Ischemia/Reperfusion. Antioxid Redox Signal **14** : 2179-2190, 2011.

30) Li L, Wang ZV, Hill JA, et al. : New Autophagy Reporter Mice Reveal Dynamics of Proximal Tubular Autophagy. J Am Soc Nephrol **25** : 305-315, 2014.

31) Sun N, Yun J, Liu J, et al. : Measuring In Vivo Mitophagy. Mol. Cell **60** : 685-696, 2015.

32) McWilliams T. G, Prescott A. R, Allen G. F. G, et al. : Mito-QC illuminates mitophagy and mitochondrial architecture in vivo. J Cell Biol **214** : 333-345, 2016.

* * *

特集

オートファジー～胆膵疾患とのかかわりについて～

選択的オートファジーと Keap1-Nrf2 系の関連

濱田　晋[1]・正宗　淳[1]・下瀬川　徹[1]

要約：Keap1 は細胞内の酸化ストレス増加のセンサー分子である。通常は持続的な分解により機能が抑制されている転写因子，Nrf2 による遺伝子発現誘導は酸化ストレスが増加したときのみ on-demand に活性化される。この酸化ストレス応答機構は正常組織のみならず癌細胞でも活性化しており，膵癌を含む癌の悪性化に寄与している。酸化ストレス増加による canonical な活性化に加え，癌遺伝子の変異などによる alternative な活性化経路が複数存在する。その一つとして，細胞内小器官や蛋白質凝集物の処理機構であるオートファジーの機能不全も Nrf2 を活性化することが明らかとなった。オートファジーと酸化ストレス応答機構は相互依存的に細胞内の恒常性を調節しており，一部の癌で進展過程に寄与していることが報告されている。オートファジーと Keap1-Nrf2 経路のクロストークは新たな治療標的となる可能性があり，癌および炎症性疾患の病態との関連について検討が進められている。

Key words：酸化ストレス，膵炎，膵癌，細胞間相互作用

はじめに

　正常組織・臓器の機能保持には外的ストレスに対する適切な応答と恒常性の維持が欠かせない。酸素呼吸によってエネルギー産生を行う際に，副産物として生じる酸化ストレスは蛋白や DNA，RNA といった生体構成成分に損傷を与える。これらの損傷が蓄積を続けた場合，細胞機能の障害から細胞死が誘導される。炎症性疾患による組織の脱落や線維化誘導には酸化ストレスの増加が大きく関与する。癌細胞においても酸化ストレスへの応答は細胞生存・増殖の維持，治療抵抗性の獲得に不可欠である[1]。胆膵疾患においては正常組織の脱落や荒廃，癌細胞の増殖・生存と周囲正常細胞との相互作用が病態の形成に深く関与しており，酸化ストレス応答機構は新たな治療標的として注目されている。

　一方，エネルギー枯渇や細胞内小器官の機能不全，

不完全な蛋白質の蓄積もまた，細胞の機能障害を引き起こし細胞死の誘因となる。これらのいわば"不用品"を適切に処理するための機構として，オートファジーは重要な役割を果たす。オートファジーは障害を受けた細胞内小器官や蛋白質の凝集塊を隔離し，分解することで消去・再利用する仕組みである。酸化ストレス応答機構と同様，オートファジーは細胞内の恒常性維持に貢献するとともに胆膵領域における炎症性疾患・癌の進展に関与している[2]。

　近年の検討により，酸化ストレス応答機構の中核を担う Keap1-Nrf2 系とオートファジーには，共通する制御因子を介して多様なクロストークが存在することが明らかとなった。胆膵疾患における両者のクロストークはおのおのの病態を理解するのに重要である。本稿では Keap1-Nrf2 系とオートファジーのクロストーク，胆膵疾患における病態とのかかわりについて解説する。

I．Keap1-Nrf2 系の機能

　生体内で生じた酸化ストレスの消去には，活性酸素種（ROS）を消去するためのグルタチオン合成・抱合酵素や種々の酸化還元反応を制御する酵素群が必要で

Selective Autophagy and the Keap1-Nrf2 System
Shin Hamada et al
1）東北大学大学院医学系研究科消化器病態学分野
　（〒980-8574 仙台市青葉区星陵町 1-1）

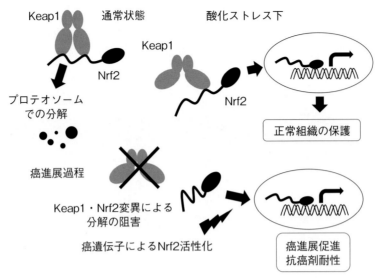

図1 Keap1-Nrf2経路の活性化機構

ある[3]。酸化ストレスが存在しない環境ではこれらの酵素合成は不要であるが、さまざまな環境要因や細胞内代謝の変化に伴って酸化ストレスが増加した場合にはすみやかな発現誘導が必要となる。このようなon-demandな制御を可能とするメカニズムとして、Keap1-Nrf2系の存在が明らかとなっている。通常、転写因子であるNrf2はアダプター分子であるKeap1と結合し、Cullin 3-E3ユビキチンリガーゼ複合体によるユビキチン化を受けてプロテオソームで分解されている[3]。Keap1は分子内に多数のシステイン残基を有し、S-S結合により高次構造を維持している[4]。細胞内のROSや求電子物質はKeap1のシステイン残基と反応し、高次構造を変化させる。この変化によってNrf2の分解が抑制され、核内に移行したNrf2が抗酸化応答配列を認識して標的遺伝子群の転写を活性化する[3]。

前述の活性化メカニズムに加えて、Nrf2の分解メカニズムの異常や癌遺伝子変異による異常な活性化も知られている。肺の扁平上皮癌ではNrf2の分解能低下につながるKeap1変異が見出されており[5]、また各種の癌でみられるNrf2の変異の多くはKeap1による分解促進に必要な分子間結合ドメインに集中している[6]。胆道癌、とくに胆嚢癌においてはKeap1の変異がみられることが報告されている[7]。これらの変異は酸化ストレスの多寡によらない恒常的なNrf2活性化につながる。Nrf2の標的遺伝子には細胞膜上のトランスポーターや代謝酵素が含まれており、癌細胞においては抗癌剤耐性の獲得や代謝リプログラミングによる増殖能の増強・細胞生存に寄与する。癌遺伝子の変異によるNrf2の活性化も知られており、膵癌で高頻度にみられるK-ras変異を含めB-raf変異やMycの活性化がNrf2の転写促進を介して酸化ストレスへの耐性を誘導するとされている[8]。以上の概要につき、図1に示す。

II. オートファジーとKeap1-Nrf2系の関係

障害を受けた細胞内小器官やmisfoldingにより生じた不良な蛋白質を除去するオートファジーもまた、細胞内に生じたストレスを解消するメカニズムの一つである。Keap1-Nrf2経路とオートファジーが関連することが明らかとなったのは、肝特異的なオートファジー欠損マウスにみられる肝障害のメカニズム解析に端を発する。肝特異的にオートファジーの主要な制御因子であるAtg7を欠損するマウスでは、肝細胞にユビキチン化された蛋白質凝集物の蓄積が出現し肝障害をきたす。この肝組織において、グルタチオン抱合酵素を含む多くのNrf2標的遺伝子の発現が亢進しており、オートファジー不全はKeap1-Nrf2系を活性化させることが示唆された[9]。その後、オートファジー不全がKeap1-Nrf2系を活性化させるメディエーターに関しての検討が進み、オートファジーの基質となる蛋白質、p62が重要であることが判明した。

p62はユビキチンやLC3と結合し、蛋白質凝集塊の形成を制御している[10]。前述の肝特異的Atg7欠損マウスでは抗酸化分子群の誘導に加えてp62の蓄積が肝組織でみられることが確認されていた。本マウスの肝細胞にN-アセチルシステイン投与を行ってもNrf2の核内蓄積や抗酸化分子群の誘導は抑制されなかったため、オートファジー不全によるKeap1-Nrf2系の活性化は酸化ストレス増加によらない、p62に依存したメ

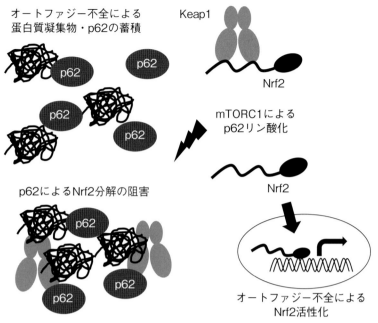

図2 オートファジー不全によるNrf2活性化のメカニズム

カニズムである可能性が示唆された[10]。この仮説は肝特異的Atg7欠損にp62欠損を付加したマウスにおいて，肝細胞でのNrf2標的遺伝子の発現誘導が抑制されることによって証明されるに至った。オートファジー不全に伴い，p62を含む不溶蛋白質画分にKeap1が含まれるようになることから，p62増加によるKeap1の不活化がNrf2の活性化につながると結論付けられている[10]。p62はそれ自体がNrf2の標的遺伝子であることも明らかとなっており[11]，Nrf2活性化によって生じる酸化ストレス応答をさらに増強する，positive feedback loopとしての機能が想定されている。

Keap1・Nrf2の立体構造解析が進められた結果，オートファジー関連分子とのクロストークの詳細な分子機構が明らかとなった。Keap1と結合するp62のKeap1-interacting region（KIR）の構造解析の結果，Keap1-Nrf2間の結合よりも親和性が低いことが判明したため，同部位の修飾が相互作用に必要と考えられた。KIRには脊椎動物において保存されたセリン残基が存在し，リン酸化によって結合親和性が増加することが構造解析で予測されている[12]。実際に酸化ストレスを付加した細胞ではp62のリン酸化が亢進し，この反応がrapamycinによって抑制されたことから，オートファジー不全によるKeap1-Nrf2系の活性化にはmTORC1が寄与していることが確認された[12]。オートファジー関連分子であるp62はKeap1とNrf2の結合を競合的に阻害することで，結果的にNrf2の分解を阻害する作用をもつ。Keap1-Nrf2系とオートファジー不全の関連について，図2に示す。

III. 消化器疾患・胆膵疾患におけるKeap1-Nrf2系の役割

オートファジーとKeap1-Nrf2系のクロストークは，肝癌の発癌・進展過程に寄与していることが明らかになっている。肝特異的なAtg7欠損によりオートファジーを阻害すると正常肝細胞の障害をきたすが，このマウスにNrf2ノックアウトを付加すると肝障害が抑制されることが判明しており，恒常的なNrf2活性化は正常細胞に有害である可能性が示された[10]。しかし，肝特異的なAtg7欠損マウスは長期間飼育を継続すると肝細胞腺腫を生ずることも報告されている[13]。この腫瘍細胞内にはKeap1とp62を含む蛋白質凝集塊が存在し，Nrf2の活性化を伴っている。同様の構造物はヒト肝細胞癌でも25%程度の例でみられるとされ，オートファジー不全によるKeap1-Nrf2経路の活性化は肝発癌を促進するシグナルの一つと考えられる。ヒト肝癌細胞株でp62発現を抑制すると足場非依存性の増殖能が低下することも確認されており[13]，酸化ストレス応答機構の持続的活性化が癌の悪性化に寄与する1例となっている。Keap1-Nrf2系の持続的活性化は癌細胞の細胞内代謝にも変化をもたらす。Nrf2の標的遺伝子にはペントースリン酸回路・核酸合成系酵素が含まれており，恒常的な活性化は代謝リプログラミングを通して癌細胞の増殖能を亢進させる[14]。HCV陽性肝細胞癌においては，リン酸化p62を介したKeap1-Nrf2系の活性化がグルコースからのグ

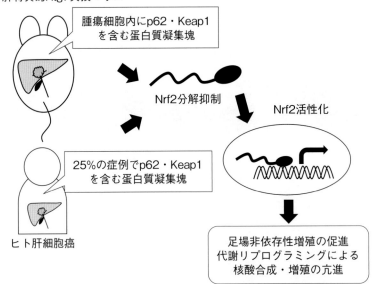

図3 肝癌におけるオートファジー不全と癌進展機構

ルクロン酸合成やグルタミンからのグルタチオン合成を促進しており，細胞増殖の維持や抗癌剤耐性に寄与している[15]。以上の概要につき，図3に示す。

肝癌に比較して，胆膵疾患におけるオートファジー不全・Keap1-Nrf2系のクロストークに関する報告は少ない。膵特異的にAtg5またはAtg7を欠損するマウスは肝組織と同様，膵外分泌系の障害をきたし，慢性膵炎様の変化を示すモデルとして報告されている[16,17]。いずれのマウスモデルにおいても膵組織においてp62の蓄積がみられ，Nrf2標的遺伝子の発現誘導が認められている。しかしながらこれらの報告では，オートファジー不全マウスにNrf2ノックアウトやKeap1ノックアウトの付加は実施されていないため，膵腺房細胞傷害へのKeap1-Nrf2系の関与は明らかになっていない。膵特異的なIκB kinase α欠損マウスもまた膵炎を自然発症するモデルであるが，本マウスもまた腺房細胞内にp62を含む蛋白質凝集物の蓄積をきたして膵炎へと至る[18]。ヒト慢性膵炎組織においてもp62の蓄積やNrf2標的遺伝子の発現増加がみられるため，膵炎におけるオートファジー不全・Keap1-Nrf2系のクロストークの役割につき，さらなる検討が必要と思われる[16]。

膵癌モデルにおいても，オートファジー不全がKeap1-Nrf2系を活性化して膵癌の悪性化をきたすというエビデンスは確立されていない。Nrf2を欠損させた膵癌モデル（膵特異的に変異K-rasおよびp53を発現）では前癌病変であるpancreatic intraepithelial neoplasm（PanIN）の形成や浸潤癌への進展が抑制されることが明らかとなっている[8]。われわれの検討でもNrf2欠損は浸潤癌の発生を抑制し，Nrf2欠損膵癌組織から樹立した膵癌細胞株は酸化ストレスやゲムシタビンに対して脆弱であった[19]。以上の結果は膵癌進展過程にNrf2が促進的に作用することを示している。膵特異的に変異K-rasを発現するマウスモデルではp62の発現が増加することも知られており，p62ノックダウンによりマウス膵癌由来細胞株のin vivoでの腫瘍形成能が低下することが確認されている[20]。しかしながらこの報告でもKeap1-Nrf2系の活性化がみられるかについては解析がなされていない。これらの点を明らかにするためには，膵癌モデルへオートファジー不全を付加したモデルで，膵癌進展がどのような影響を受けるかについての検討が必要である。われわれは膵特異的にK-rasを発現するマウスにKeap1欠損を付加したモデルを作成して検討を行ったが，膵発癌が促進されるとの仮説とは異なり，進行性に膵実質の脱落をきたすことを確認した[21]。このphenotypeはNrf2欠損を付加することでレスキューされたため，肝細胞と同様，細胞傷害過程にオートファジー不全が関与していると予想した。しかしながらp62の蓄積や電子顕微鏡で異常なオートファゴソームの形成などはみられず，異なる機序による細胞死と考えられた。この結果は，少なくとも膵組織においてKeap1-Nrf2系の恒常的活性化がオートファジー不全の原因になるわけではないことを示唆している。Keap1-Nrf2系とオートファジー不全の関係については，臓器特異性も考慮した検討が必要である。以上の概要につき，図4に示す。

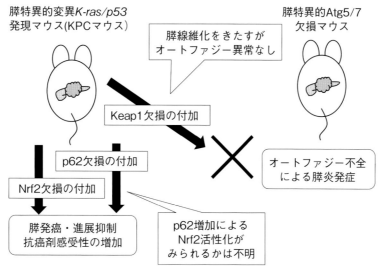

図4 膵癌・膵炎におけるKeap1-Nrf2経路の役割とオートファジーとの関連

Ⅳ．クロストークを標的とした治療戦略

　酸化ストレス応答の中核を担う因子であるNrf2の機能阻害は，癌に対する新たな治療戦略として注目されている。Keap1もしくはNrf2の遺伝子変異に基づくNrf2の恒常的活性化がみられる癌細胞では，Nrf2阻害剤である植物アルカロイドの合成誘導体，ハロフギノンの投与によって細胞死が誘導される。さらに，シスプラチンとハロフギノンの併用はマウス皮下移植モデルでの腫瘍増殖を強く抑制することが確認され，既存治療の効果を増強できる可能性が示唆されている[22]。p62によるKeap1の機能阻害にはmTORC1によるリン酸化が重要であることを先に述べたが，同経路の阻害剤であるmTOR阻害剤投与はさまざまな培養実験においてNrf2活性化を阻害することが報告されている。一例として，骨髄性白血病細胞株へのrapamycin投与は細胞内ROSの増加によるNrf2の核内蓄積を抑制することが明らかとなっている[23]。また，rapamycinと新規に同定されたNrf2阻害剤，プロピオン酸クロベタゾールの併用はKeap1変異を有する肺癌細胞の腫瘍形成能や足場非依存性増殖を強く抑制したとされている[24]。生体内で相互依存的な関係にあるオートファジーと酸化ストレス応答機構の両者を標的とする治療コンセプトは難治癌に対するブレイクスルーとなる可能性があり，今後の進展が期待される。

　悪性腫瘍のみならず，種々の炎症性疾患や変性疾患においてもオートファジーの異常や酸化ストレス応答の果たす役割は大きい。脱髄性疾患である多発性硬化症では細胞内の酸化ストレス増加が病態形成に重要であり，Nrf2活性化剤であるフマル酸ジメチルは新たな治療薬として承認されている[25]。オートファジー不全がかかわる胆膵の炎症性疾患としては遺伝性膵炎があげられる。遺伝性膵炎はカチオニックトリプシノーゲン遺伝子の変異によって引き起こされる疾患であり，当初同定された変異はトリプシンの自己活性化を促進する機能をもつ変異であった。その後に同定されたp.R116C変異は活性化や不活化について野生型トリプシノーゲンと同等の特性を示したが，蛋白質のmisfoldingにより小胞体ストレスを増加させることが明らかとなった[26]。小胞体ストレスもまたオートファジーの誘導因子であり，膵炎の病態形成とオートファジーの関連を示唆する知見であると考えられる。アルコール性膵炎の動物モデルでの病態解析でも，小胞体ストレスの増加とオートファジーによる恒常性維持機構の破綻が膵炎発症に寄与していることが判明しており[27]，膵炎においてもオートファジーと酸化ストレス応答のクロストークは有用な治療標的になりうる。現状では膵炎におけるオートファジー不全や酸化ストレス応答に対する治療的アプローチは実験レベルにとどまっているが，さらなる検討により慢性膵炎などで膵機能の維持を可能とする薬剤への応用が望まれる。以上の概要につき，図5に示す。

おわりに

　本稿では酸化ストレス応答機構であるKeap1-Nrf2経路とオートファジーとの関連について解説した。両経路とも種々の内的・外的ストレスに対して細胞内の恒常性を維持する重要な機能を有し，悪性腫瘍の進

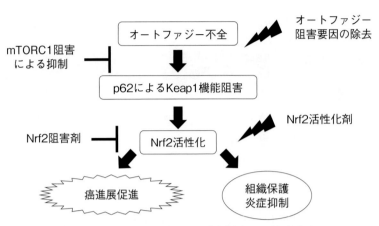

図5 Nrf2・オートファジーを標的とした治療戦略

展・炎症性疾患での組織荒廃といった病態形成に関与している。とくに胆膵疾患においては，膵胆道癌の進展過程や膵炎における役割は大きいものと予想されるがその全貌は明らかでない。われわれを含めた諸家の検討によって治療標的としての有用性・新たな薬剤による治療アプローチの開発が進められており，今後発展が期待される領域である。

参考文献

1) Kong B, Qia C, Erkan M, et al.: Overview on how oncogenic Kras promotes pancreatic carcinogenesis by inducing low intracellular ROS levels. Front Physiol 4: 246, 2013.
2) Gukovsky I, Li N, Todoric J, et al.: Inflammation, autophagy, and obesity: common features in the pathogenesis of pancreatitis and pancreatic cancer. Gastroenterology 144: 1199-1209, 2013.
3) Suzuki T, Yamamoto M: Molecular basis of the Keap1-Nrf2 system. Free Radic Biol Med 88: 93-100, 2015.
4) Sihvola V, Levonen AL: Keap1 as the redox sensor of the antioxidant response. Arch Biochem Biophys 617: 94-100, 2017.
5) Hast BE, Cloer EW, Goldfarb D, et al.: Cancer-derived mutations in KEAP1 impair NRF2 degradation but not ubiquitination. Cancer Res 74: 808-817, 2014.
6) Fukutomi T, Takagi K, Mizushima T, et al.: Kinetic, thermodynamic, and structural characterizations of the association between Nrf2-DLGex degron and Keap1. Mol Cell Biol 34: 832-846, 2014.
7) Shibata T, Kokubu A, Gotoh M, et al.: Genetic alteration of Keap1 confers constitutive Nrf2 activation and resistance to chemotherapy in gallbladder cancer. Gastroenterology 135: 1358-1368, 2008.
8) DeNicola GM, Karreth FA, Humpton TJ, et al.: Oncogene-induced Nrf2 transcription promotes ROS detoxification and tumorigenesis. Nature 475: 106-109, 2011.
9) Matsumoto N, Ezaki J, Komatsu M, et al.: Comprehensive proteomics analysis of autophagy-deficient mouse liver. Biochem Biophys Res Commun 368: 643-649, 2008.
10) Komatsu M, Kurokawa H, Waguri S, et al.: The selective autophagy substrate p62 activates the stress responsive transcription factor Nrf2 through inactivation of Keap1. Nat Cell Biol 12: 213-223, 2010.
11) Jain A, Lamark T, Sjøttem E, et al.: p62/SQSTM1 is a target gene for transcription factor NRF2 and creates a positive feedback loop by inducing antioxidant response element-driven gene transcription. J Biol Chem 285: 22576-22591, 2010.
12) Ichimura Y, Waguri S, Sou YS, et al.: Phosphorylation of p62 activates the Keap1-Nrf2 pathway during selective autophagy. Mol Cell 51: 618-631, 2013.
13) Inami Y, Waguri S, Sakamoto A, et al.: Persistent activation of Nrf2 through p62 in hepatocellular carcinoma cells. J Cell Biol 193: 275-284, 2011.
14) Mitsuishi Y, Taguchi K, Kawatani Y, et al.: Nrf2 redirects glucose and glutamine into anabolic pathways in metabolic reprogramming. Cancer Cell 22: 66-79, 2012.
15) Saito T, Ichimura Y, Taguchi K, et al.: p62/Sqstm1 promotes malignancy of HCV-positive hepatocellular carcinoma through Nrf2-dependent metabolic reprogramming. Nat Commun 7: 12030, 2016.
16) Diakopoulos KN, Lesina M, Wormann S, et al.: Impaired autophagy induces chronic atrophic pancreatitis in mice via sex- and nutrition-dependent

processes. Gastroenterology **148** : 626-638, 2015.

17) Antonucci L, Fagman JB, Kim JY, et al. : Basal autophagy maintains pancreatic acinar cell homeostasis and protein synthesis and prevents ER stress. Proc Natl Acad Sci U S A **112** : E6166-E6174, 2015.

18) Li N, Wu X, Holzer RG, et al. : Loss of acinar cell IKKα triggers spontaneous pancreatitis in mice. J Clin Invest **123** : 2231-2243, 2013.

19) Hamada S, Taguchi K, Masamune A, et al. : Nrf2 promotes mutant K-ras/p53-driven pancreatic carcinogenesis. Carcinogenesis **38** : 661-670, 2017.

20) Ling J, Kang Y, Zhao R, et al. : KrasG12D-induced IKK2/β/NF-κB activation by IL-1α and p62 feedforward loops is required for development of pancreatic ductal adenocarcinoma. Cancer Cell **21** : 105-120, 2012.

21) Hamada S, Shimosegawa T, Taguchi K, et al. : Simultaneous K-ras activation and Keap1 deletion cause atrophy of pancreatic parenchyma. Am J Physiol Gastrointest Liver Physiol 00228.2017 : 2017.

22) Tsuchida K, Tsujita T, Hayashi M, et al. : Halofuginone enhances the chemo-sensitivity of cancer cells by suppressing NRF2 accumulation. Free Radic Biol Med **103** : 236-247, 2017.

23) Ali D, Mohammad DK, Mujahed H, et al. : Anti-leukaemic effects induced by APR-246 are dependent on induction of oxidative stress and the NFE2L2/HMOX1 axis that can be targeted by PI3K and mTOR inhibitors in acute myeloid leukaemia cells. Br J Haematol **174** : 117-126, 2016.

24) Choi EJ, Jung BJ, Lee SH, et al. : A clinical drug library screen identifies clobetasol propionate as an NRF2 inhibitor with potential therapeutic efficacy in KEAP1 mutant lung cancer. Oncogene **36** : 5285-5295, 2017.

25) Suneetha A, Raja Rajeswari K : Role of dimethyl fumarate in oxidative stress of multiple sclerosis : A review. J Chromatogr B Analyt Technol Biomed Life Sci **1019** : 15-20, 2016.

26) Kereszturi E, Szmola R, Kukor Z, et al. : Hereditary pancreatitis caused by mutation-induced misfolding of human cationic trypsinogen : a novel disease mechanism. Hum Mutat **30** : 575-582, 2009.

27) Lugea A, Waldron RT, French SW, et al. : Drinking and driving pancreatitis : links between endoplasmic reticulum stress and autophagy. Autophagy **7** : 783-785, 2011.

＊　　　＊　　　＊

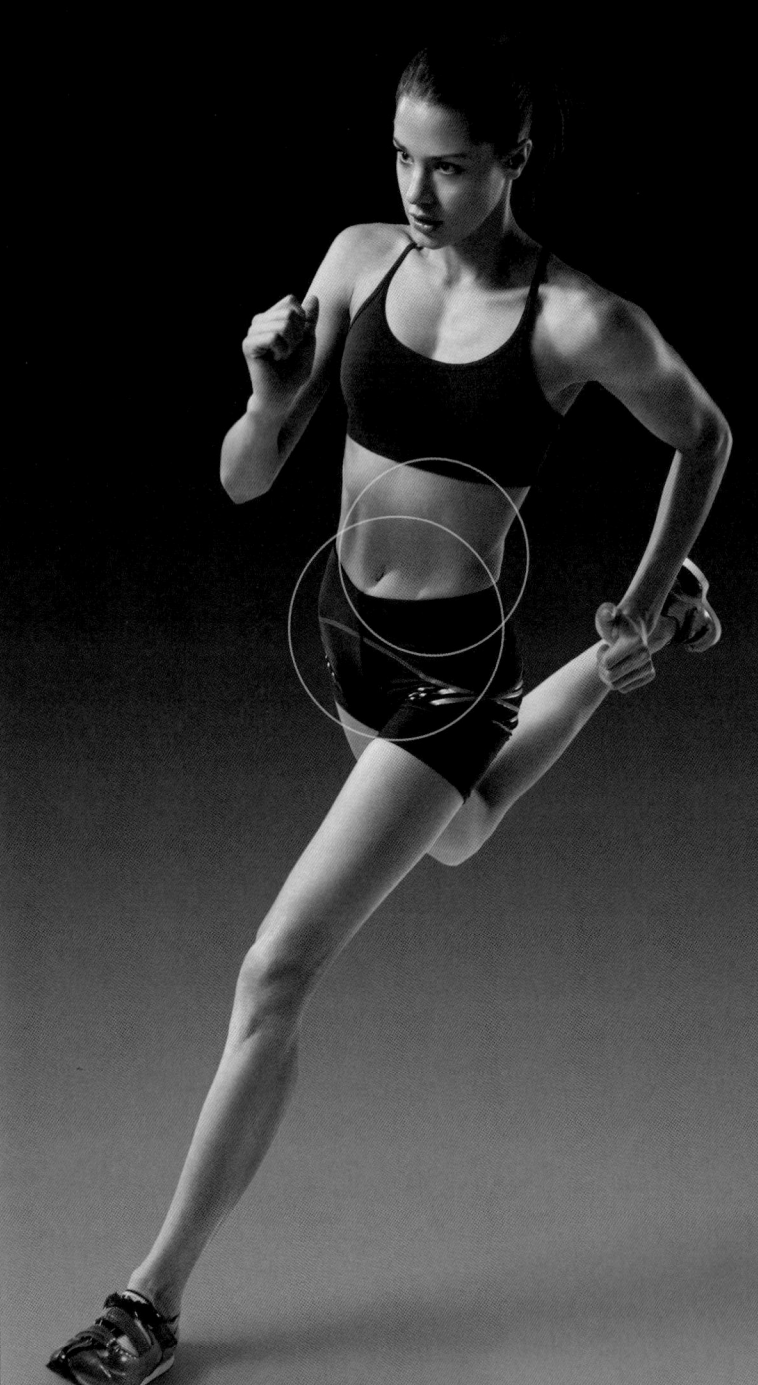

特集

オートファジー～胆膵疾患とのかかわりについて～

発がん機構におけるオートファジーのかかわり

清水　重臣[1]

要約：さまざまな臨床的，実験的事実より，オートファジーの変調は発がんの一因となるものと考えられる。オートファジー変調から発がんに至る原因には，複数の要因が考えられるが，中心体数の制御不全や，がん細胞のオートファジー細胞死に対する抵抗性獲得などもその要因であると考えられる。

Key words：がん，オートファジー，中心体，オートファジー細胞死

はじめに

オートファジーは，細胞のなかの不具合な成分を分解し，再利用する細胞機能である。オートファジーの不具合が発がんの一因となっていることは間違いがないものと考えられるが，その詳細なメカニズムに関しては不明の点が多い。オートファジーの概要に関しては，本特集の他の稿で詳説されているため，本稿ではオートファジー変調による発がん機構を中心に概説する。

I．がんとオートファジーとの関係

がんとオートファジーとの関連に関しては臨床的，実験的に多くの知見が報告されている。例えば，①PTEN（PI3キナーゼclass 1の抑制分子）欠損マウスは自然発がんマウスであるが，これはPI3キナーゼclass 1-AKT-mTORと流れるオートファジー機構の抑制がかかわっている可能性が示されている，②オートファジーの鍵分子であるBeclin 1のヘテロノックアウトマウスも自然発がんマウスである[1,2]，③また，Beclin1の発現が低下したがん細胞にBeclin1を導入すると，がん化能が顕著に抑制される[1]。④さらに，オートファジー実行分子であるAtg5やAtg7を欠損させ

ると，7～9ヵ月齢で肝臓に良性腫瘍が出現し，加齢とともに増悪する[3,4]，などの報告がみられる。Beclin1に関しては，オートファジー制御以外の機能もあるため，オートファジーの関与を断定できないものの，オートファジーの変調が，発がんに一定程度寄与していることは間違いがないものと思われる。臨床的にみても，①卵巣がんの75％，乳がんの50％，前立腺がんの40％において，Beclin1の単一対立遺伝子性（mono-allelic）に異常があること[2]，②白血病においてはAtg5，グリオブラストーマにおいてはLC3，乳がんにおいてはFip200の異常がかかわっていることが報告されている[5,6]。さらに，③肝細胞がんやグリオーマにおいて，オートファジーの基質分子であるp62の過度な蓄積や凝集[3]（オートファジーの破綻を示唆する結果である）が報告されている。これらの知見は，オートファジーの異常が発がんにつながる可能性を示している。

一方，がんが増殖する時期には，逆にオートファジーの活性上昇による促進効果が指摘されている。例えば，固形がんの中心部では低酸素，低栄養状態に陥っているが，このようながん細胞が生存，増殖するためには，オートファジーが機能することが重要である。すなわち，がん細胞が低酸素，低栄養の環境においても生存，増殖を行うためにオートファジーを利用しているものと考えられている。また，がん細胞のマイグレーションや転移の際にもオートファジーの助けが必要である[7]と考えられている。このように，オートファジーが，腫瘍促進的に働くか，腫瘍抑制的に働くか，またどのように機能するかは，細胞のおかれた

Oncogenesis Mediated by Autophagy Failure
Shigeomi Shimizu
1）東京医科歯科大学難治疾患研究所病態細胞生物学
分野（〒113-8510 文京区湯島1-5-45）

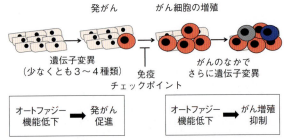

図1 発がん機構
発がんには，少なくとも3～4種類の遺伝子変異が必要だと考えられている。がん細胞数が少ない場合には，免疫チェックポイントなどによって排除されることが多い。しかし，がん細胞が安定的に生存するようになると，がん細胞は増殖するとともに新たな遺伝子変異が加わる。オートファジーの変調は発がんの一因とされている。一方，がんの増殖期には，オートファジーの機能が低下するとがん増殖が抑制される。

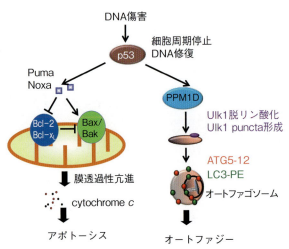

図2 DNA傷害に対する細胞応答
DNA傷害は，p53を介して，細胞周期停止，DNA修復，アポトーシス，オートファジーなどの細胞応答を誘導する。アポトーシスは，p53の転写依存的にPuma, Noxaなどが発現上昇する。これらの分子はBax/Bakに働きかけて，ミトコンドリアの膜透過性を亢進する。Bcl-2/Bcl-x_Lはこれを負に調節する。ミトコンドリア膜透過性が亢進すると，cytochrome cが細胞質に放出されて，カスペースを介したアポトーシスが実行される。一方，オートファジーは，p53依存的にPPM1Dの発現が上昇し，Ulk1が脱リン酸化され，その結果オートファジーが誘導される。

状況によって決定される。

II. 一般的な発がん機構

オートファジーの異常による発がん機構を概説する前に，一般的な発がん機構の概要を記す。正常細胞からがん細胞に至るためには，少なくとも3～4種類の重要な遺伝子に変異が入ることが必要と考えられている。このような遺伝子変異は，生来もっている場合もあるし，放射線などによるストレスによって生じる場合などもある。また，細胞が分裂するときにも，遺伝子複製に際して約1塩基/10億塩基の割合で複製エラーが入ることが知られており，このような複製エラーが蓄積することによっても遺伝子変異は蓄積していく。このような遺伝子変異の結果がん細胞ができてくるが，その数が少ない場合には，生存環境の劣悪さや免疫チェックポイントによって排除されることが多い。しかしながら，このような時期をすり抜けてがん細胞が安定的に生存するようになると，がん細胞は増殖するとともに新たな遺伝子変異が加わり悪性度が増していくこととなる（図1）。

発がん抑制にとってもっとも重要な遺伝子の一つがp53である。DNAに傷が入ると，p53の安定化を介して細胞周期停止，DNA修復，アポトーシスなどの細胞応答が実行される（図2）[8]。これら三つの細胞応答は独立した現象ではなく，まず細胞の増殖を停止させ，この間にDNAを修復し，修復が十分達成されない場合にはPumaやNoxaを介したアポトーシスが誘導されるという具合にお互い連携しあって，DNAに傷害のある細胞を選択的に排除する機構を有している。したがって，p53の機能が失われると，本来排除されるべき遺伝子変異をもった細胞が生き残り，発がんの原因となる。実際に，約50%のがんでp53そのものに遺伝子異常があり，残りの細胞の多くもp53の周辺遺伝子に異常があるため結果的にp53の機能が失われているケースが多い。また，興味深いことに，オートファジーはDNA傷害によっても誘導されるが，このオートファジーは完全にp53に依存している。われわれは，最近このDNA傷害を介したオートファジーの実行機構の解明に成功し，①p53の下流でPPM1Dとよばれるフォスファターゼの発現量が増加すること，②PPM1Dが直接Ulk1を脱リン酸化すること，③Ulk1の脱リン酸化がオートファジーの引き金になることを見出した[9]（図2）。なお，多くのがん細胞では，栄養不足によるオートファジー（これはp53に依存しない）は活発に誘導されているが，DNA傷害によるオートファジーは誘導されていない。

III. オートファジー変調による発がん機構

前述した発がん機構に対して，オートファジーはどのようにかかわっているであろうか？ これまでに，以下に示す複数の説が提示されている。一つ目は，

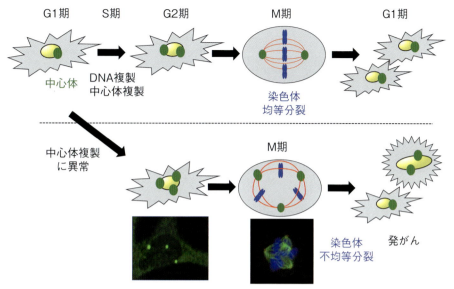

図3 中心体と細胞分裂
染色体を均等に分配するためには，紡錘体の極が正しく二つに限定されることが必要であり，哺乳動物細胞では中心体が紡錘体の極として機能している．したがって，中心体の数は通常は1個，分裂期には2個と厳密に規定されている．中心体の数に異常が生じると，染色体の不等分裂が生じ，発がんのリスクとなる．

オートファジー機能低下によって生じるp62を原因とする説である．p62は，オートファジーの分解基質であるため，オートファジーの機能が低下するとp62が蓄積する．p62には，生存シグナルであるNF-kBを活性化する作用や，Keap1をトラップすることでNrf2分子（生体防御遺伝子群のマスター転写因子）を安定化させる作用があるため，p62の蓄積を介して，がん細胞にストレス耐性が付与される[3,10]．これにより，初期のがん細胞の生存を担保することで発がんを促す．二つ目は，オートファジーの不具合によって分解され損なったオルガネラが原因となる説である．オートファジーに異常が生じると，変異ミトコンドリアや変異ペルオキシソームが残存し，これらの変異オルガネラから発生する活性酸素がDNAの変異率を上昇させる可能性が考えられる．三つ目は，オートファジーの不具合によって生じるネクローシス細胞を原因とする説である．オートファジーに異常が生じると，栄養飢餓応答がうまくできず，ネクローシス細胞が増加する．ネクローシス細胞は，周辺組織に死細胞由来の炎症惹起物質を散布し発がんを促す．われわれは，これら三つの原因の他に，中心体数の制御不良，オートファジー細胞死の欠落という二つの原因を見出している．これら多くの説は，いずれかが正しいというものではなく，複数の原因が混在して発がんに至るものと考えられる．

IV．オートファジー変調による中心体数制御破綻

前記のごとく，オートファジーの変調による中心体数の制御不良は発がんの引き金となる．中心体の重要な役割は，細胞分裂において染色体を二つに均等に分配することである．この調節が損なわれると，染色体が不安定（aneuploidy）になり，発がんの誘因となる．染色体を均等に分配するためには，紡錘体の極が正しく二つに限定されることが必要であり，哺乳動物細胞では中心体が紡錘体の極として機能している．したがって，中心体の数は通常は1個，分裂期には2個と厳密に規定されており，3個以上の中心体の存在は染色体の不等分裂を招き，発がんのリスクとなる（図3）．従来，中心体数はユビキチン-プロテアソーム系により制御されていると考えられてきたが，われわれはオートファジー機構に異常が生じたときにも中心体数が増加していることを見出し[11]，この機構の破綻が発がんの一因となることを見出した．

すなわち，図4aに示すように，Atg5欠損細胞では3個以上の中心体を有する細胞が増加していた．また，別のオートファジー分子を欠損させた細胞やオートファジー阻害剤を投与した細胞においても中心体数の増加が確認された．当初，過剰に生成された中心体をオートファジーが分解しているものと考えたが，実際には中心体そのものはオートファジーで分解されてい

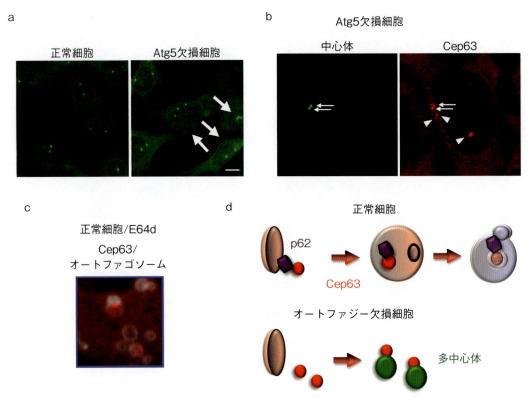

図4　オートファジーによる中心体数制御
a：マウス胎仔線維芽細胞の中心体染色（γチューブリン染色）
　正常細胞は1個もしくは2個の中心体を有している。Atg5欠損細胞は3個以上の中心体を有した細胞（矢印）が多い。
b：Atg5欠損細胞の中心体（γチューブリン）とCep63染色
　Atg5欠損細胞には，複数の中心体（矢印）と多数のCep63 dot（矢頭）が存在する。
c：リソソーム阻害剤を添加した正常細胞のCep63とオートリソソーム（Lamp2）染色
　リソソーム阻害剤（E64d/ペプスタチン）を投与すると，オートリソソーム内の分解が起こらない。このためCep63 dot（赤色）がオートリソソーム（白色）に取り込まれてみえる。
d：模式図
　正常細胞では，過剰なCep63がp62に介在されてオートファジーで分解される。オートファジー欠損細胞では，Cep63が残存し，中心体数が増える。

なかった。そこで，オートファジーが分解している分子を探索したところ，中心体形成の早期に必要な分子であるCep63が，オートファジーによって分解されていることを見出した。これは，①オートファジー欠損細胞や阻害剤投与細胞では，Cep63分子が多数のdotとして散布していること（図4b），②オートファジー阻害剤投与細胞において，阻害剤を除去してオートファジーを回復させるとCep63のdotが減少すること，③正常細胞にオートファジーの分解阻害剤（E64d）を加えると，オートリソソーム内にCep63 dotが存在すること（中心体は存在しない）（図4c），④p63と結合してオートリソソームに取り込まれること，などの事実により示された。また，実際に，Cep63の発現量を増減すると，それに応じて中心体数が増減した。これらの事実より，オートファジーに変調が生じると，分解され損なったCep63 dotから中心体が過剰に形成され，これが染色体の分配異常を介して発がんを促進しているものと考えられた（図4d）。

生体内では，正常細胞に染色体の分配異常が起こった場合には，p53依存的なアポトーシスで除去されることが知られている。一方，p53に異常が生じると，このようなアポトーシスが誘導されないため，中心体数が異常な細胞でも残存し発がんに至るのである。

V．オートファジー細胞死の欠落による発がん

オートファジーは，多くの場合，細胞の生存に貢献するために機能している。しかし，細胞のおかれた状況によっては，オートファジーが制限なく進行し，これによって細胞が死に至るケースがある。これがオートファジー細胞死と称されるものである。生体におい

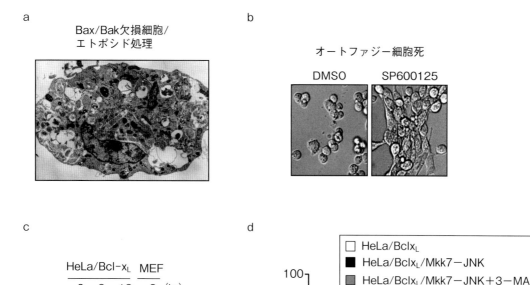

図5 がん細胞ではJNKの活性化が弱く，オートファジー細胞死が実行されにくい

a：Bax/Bak両欠損細胞に抗がん剤エトポシド（20 μM）を投与し，18時間後の電子顕微鏡像。細胞内に大量のオートファゴソーム形成がみられる。

b：JNK阻害剤（SP600125）存在下に，Bax/Bak両欠損線維芽細胞をエトポシド処理すると，オートファジー細胞死は顕著に抑制された。

c：線維芽細胞をエトポシド処理するとJNKの活性化が顕著であったが，HeLa細胞ではその活性化は弱かった。

d：アポトーシスを抑制したHeLa細胞にエトポシドを投与してもオートファジー細胞死は実行されなかったが，活性型JNK遺伝子を導入するとオートファジー細胞死が実行された。また，オートファジー阻害剤3-MAによってこの細胞死は抑制された。

て，オートファジーと細胞死が共存する場面は多くみられるが，オートファジーの活性化を必要条件とする細胞死のみがオートファジー細胞死と称され，オートファジーが細胞死を抑制している場合や，細胞死に単に随伴している場合にはオートファジー細胞死とはよばれない。具体的には，①オートファジー関連分子の関与，②オートファジー阻害剤による細胞死抑制，③オートファジー実行分子の発現抑制による細胞死抑制などが，オートファジー細胞死を担保する要件と考えられている[5]。

われわれは，ミトコンドリア経由アポトーシスに必須の分子であるBax/Bakの両者を欠損した細胞（アポトーシス抵抗性細胞）においてオートファジー細胞死を最初に発見した[12]。Bax/Bak二重欠損にアポトーシス刺激を加えると，①アポトーシスの代わりにオートファジーが激しく活性化して細胞死が起こり（図5a），②この細胞死は，オートファジー阻害剤やオートファジー関連分子の発現抑制により顕著に緩和された。すなわち，オートファジー細胞死の要件に合致する細胞死であった。オートファジー細胞死は，Bax/Bak二重欠損細胞のみならずBax/Bak二重欠損マウスの個体においても観察されており[13]，アポトーシスの代償的役割を果たしていることは間違いない。

さらにわれわれは，多数のがん細胞の検討より，①オートファジー細胞死は正常細胞（線維芽細胞や胸腺細胞など）においては観察されるが，がん細胞株においては観察されにくい[14]こと，②一方，飢餓などによるオートファジーの応答はがん細胞株においても正常細胞と同様に観察されること[14]，を見出している。これらの実験事実は，オートファジー細胞死機構の破綻が，発がんに寄与していることをうかがわせるものである。がん細胞において，オートファジー細胞死がうまく機能しない理由として，p53依存的オートファジーの不具合の他に，がん細胞におけるc-Jun N-terminal kinases（JNK）の活性化不良なども原因として考えられる。すなわち，JNK 阻害剤（SP600125）や遺伝学的な JNK 不活性化によってオートファジー細胞死が抑制される[14]（図5b）ことから，オートファジー細胞死における JNK の重要性は明確であるが，がん細胞では JNK の活性化が軽度にしか起こらない（図5c）。また，がん細胞に JNK を強制的に活性化させるとオートファジー細胞死が誘導される[14]（図5d）。すなわち，ある種のがん細胞においては，本来死ぬべき細胞にもかかわらず JNK の活性不良によってオートファジー細胞死を免れていることが，がん化の一因となっていることがうかがえた。

おわりに

前記のごとく，オートファジーの変調が一定程度発がんに寄与していることは間違いがないものと思われる。また，複数のメカニズムも同定されている。今後は，臨床検体などの解析によるオートファジーと発がんの関係やこれらの知見を応用した抗がん剤などの開発なども期待される。

参考文献

1）Yue Z, Jin S, Yang C, et al.：Beclin 1, an autophagy gene essential for early embryonic development, is a haploinsufficient tumor suppressor. Proc Natl Acad Sci U S A **100**：15077-15082, 2003.

2）Qu X, Yu J, Bhagat G, et al.：Promotion of tumorigenesis by heterozygous disruption of the beclin 1 autophagy gene. J Clin Invest **112**：1809-1820, 2003.

3）Takamura A, Komatsu M, Hara T, et al.：Autophagy-deficient mice develop multiple liver tumors. Genes Dev **25**：795-800, 2011.

4）Inami Y, Waguri S, Sakamoto A, et al.：Persistent activation of Nrf2 through p62 in hepatocellular carcinoma cells. J Cell Biol **193**：275-284, 2011.

5）Winardi D, Tsai HP, Chai CY, et al.：Correlation of Altered Expression of the Autophagy Marker LC3B with Poor Prognosis in Astrocytoma. Biomed Res Int 2014：723176, 2014.

6）Iqbal J, Kucuk C, Deleeuw RJ, et al.：Genomic analyses reveal global functional alterations that promote tumor growth and novel tumor suppressor genes in natural killer-cell malignancies. Leukemia **23**：1139-1151, 2009.

7）Yoshida T, Tsujioka M, Honda S, et al.：Autophagy suppresses cell migration by degrading GEF-H1, a RhoA GEF. Oncotarget **7**：34420-34429, 2016.

8）Sax JK, El-Deiry WS：p53 downstream targets and chemosensitivity. Cell Death Differ **10**：413-417, 2003.

9）Torii S, Yoshida T, Arakawa S, et al.：Identification of PPM1D as an essential Ulk1 phosphatase for genotoxic stress-induced autophagy. EMBO Rep **17**：1552-1564, 2016.

10）Mathew R, Karp CM, Beaudoin B, et al.：Autophagy suppresses tumorigenesis through elimination of p62. Cell **137**：1062-1075, 2009.

11）Watanabe Y, Honda S, Konishi A, et al.：Autophagy controls centrosome number by degrading Cep63. Nat Commun **7**：13508, 2016

12）Shimizu S, Kanaseki T, Mizushima N, et al.：Role of Bcl-2 family proteins in a non-apoptotic programmed cell death dependent on autophagy genes. Nat Cell Biol **6**：1221-1228, 2004.

13）Arakawa S, Tsujioka M, Yoshida T, et al.：Role of Atg5-dependent cell death in the embryonic development of Bax/Bak double-knockout mice. Cell Death Differ **24**：1598-1608, 2017.

14）Shimizu S, Konishi A, Nishida Y, et al.：Involvement of JNK in the regulation of autophagic cell death. Oncogene **29**：2070-2082, 2010.

＊　　＊　　＊

特集

オートファジー〜胆膵疾患とのかかわりについて〜

急性膵炎におけるオートファジーとエンドサイトーシス

眞嶋　浩聡[1]・高橋　健一[2]・大西　洋英[1,3]

要約：急性膵炎の発症にはトリプシンの異所性活性化や NF-κB の活性化，オートファジー不全，小胞体ストレス，酸化ストレス，細胞内カルシウムシグナル異常などが関与している。オートファジーは老廃物の分解や再利用を通じて細胞の恒常性の維持に寄与するが，膵炎発症時には機能不全が生じ，トリプシンの活性化を生じる。急性膵炎が発症すると外分泌が障害されるが，エキソサイトーシスと表裏一体の関係にあるエンドサイトーシスはオートファジーと類似の機能であり，急性膵炎の発症にも関与している。細胞内の小胞輸送はさまざまな Rab タンパク質によって制御されているが，オートファゴソームとエンドソームの膜上に存在する Rab7 を欠失させた膵臓では，オートファジー不全とエンドソームの成熟過程に障害が生じて，膵炎反応が増悪する。

Key words：オートファジー，トリプシン，エンドサイトーシス，Rab7

はじめに

　急性膵炎は，トリプシノーゲンの異所性活性化（膵内でのトリプシンの活性化）をひきがねとして，連鎖的にさまざまなプロテアーゼが活性化し，自身の膵酵素によって自己消化に至るという機構が主要な発症機構と考えられてきた（トリプシン中心説）。しかし，近年の遺伝子改変マウスを用いた研究成果の蓄積から，トリプシノーゲンの異所性活性化は急性膵炎の一側面に過ぎず，NF-κB の活性化やオートファジー不全，小胞体ストレス，酸化ストレス，細胞内カルシウムシグナル異常などの多くの事象が並行して進行する "多中心説" が提唱され[1,2]，コンセンサスを得てきている。本稿では急性膵炎とオートファジーの関係に焦点

をあてて概説するとともに，オートファジーとエンドサイトーシスの類似性，また最近われわれが解析した膵特異的 Rab7 ノックアウトマウスの表現型について解説する。

I．膵腺房細胞の防御機構

　膵臓は消化・吸収のために，生体においてもっとも高率にタンパクを産生する臓器の一つである[3]。膵腺房細胞で合成された消化酵素前駆体は酵素顆粒に蓄えられ，分泌刺激に応じて膵管を通じて十二指腸に分泌される。膵消化酵素前駆体の一つであるトリプシノーゲンは十二指腸粘膜のエンテロキナーゼにより活性化されてトリプシンとなり，このトリプシンにより他の膵消化酵素前駆体が活性化され，食物の消化に寄与する[4]。

　産生の場である膵腺房細胞のなかで消化酵素が誤って活性化されないようにさまざまな防御機構が存在する。第一の防御機構は消化酵素前駆体の形で酵素顆粒内に蓄えられることである。第二の防御機構は酵素顆粒内に存在する膵外分泌性トリプシンインヒビター（pancreatic secretory trypsin inhibitor：PSTI，別名 serine protease inhibitor，Kazal type 1：SPINK1，マウスでは Spink3）である。万一，細胞内でトリプシンが活性化されると，即座に結合することにより不活化

Autophagy and Endocytosis in Acute Pancreatitis
Hirosato Mashima et al

1）自治医科大学附属さいたま医療センター総合医学第 1 講座消化器内科（〒 330-8503 さいたま市大宮区天沼町 1-847）
2）秋田大学大学院医学系研究科消化器内科学・神経内科学講座
3）独立行政法人労働者健康安全機構

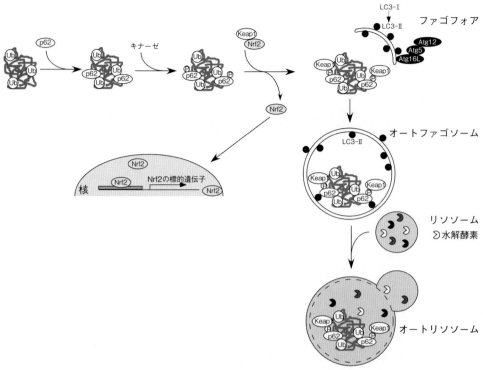

図1 オートファジーとKeap1-Nrf2系の連動（文献14より引用改変）
マクロオートファジーでは，隔離膜が細胞質や細胞小器官の一部を包み込みながら伸長し，最後に隔離膜が閉じて二重膜に囲まれたオートファゴソームが形成される。次にリソソームと融合してオートリソソームとなり，リソソームの水解酵素により内容物が分解される。p62/SQSTM1（p62）がタンパク質凝集体，異常なミトコンドリアなどに集積するとSer351がリン酸化され，p62とKeap1との結合が著しく増強する。その結果，Keap1が不活化され，Nrf2が核内に移行する。Nrf2の標的遺伝子の発現が誘導されて酸化ストレス応答などが進む。

する。第三の防御機構は，トリプシン自身やキモトリプシンCといったプロテアーゼが，トリプシンやトリプシノーゲンを自己分解する機構である。そして，第四の防御機構として，細胞内の成分やオルガネラのクリアランス・品質管理などを行うオートファジーが存在する。細胞が飢餓状態やDNA障害などのストレス状態に陥ると，細胞質に出現した隔離膜が細胞質の成分を取り囲みながら伸長し，先端が融合してオートファゴソームを形成する。オートファゴソームは加水分解酵素を含んだリソソームと融合してオートリソソームとなり内容物を分解する（図1）。得られたアミノ酸や脂肪酸は再利用される。オートファジーは飢餓状態においては生存に不可欠な反応であり，ストレス状態では障害されたタンパク質や機能不全に陥ったオルガネラを除去し細胞の恒常性維持に貢献する。これらの防御機構とトリプシンのバランスが破綻し，過度のトリプシンが生成されると，連鎖的に膵消化酵素が活性化されて，腺房細胞障害へと進展してゆく[1,2]。

II．急性膵炎とオートファジー

自己の細胞質構成成分の分解・再利用を行うオートファジーにはマクロオートファジー，ミクロオートファジー（リソソームが直接的に基質を取り囲んで分解する），シャペロン介在性オートファジー（タンパクが分子シャペロンにより膜上の透過装置を介して直接リソソーム内に送られる）がある[5]。ミクロオートファジー，シャペロン介在性オートファジーが膵臓でどれほどの役割を果たしているかについては，いまだ十分に検討されておらず，本稿で述べるオートファジーはマクロオートファジーを指す。

急性膵炎が発症すると早期に膵液の十二指腸への分泌が減少する。その機序として，腺房細胞の頂端側細胞膜からの分泌障害，膵管上皮のバリアー機構の破綻による膵液の漏出，頂端側から側方基底膜側への酵素顆粒分泌の移行が起こる[6]。ヒト急性膵炎やげっ歯類動物の実験的膵炎において膵腺房細胞の細胞質には空胞が観察され，この空胞内でトリプシノーゲンからトリプシンへの活性化が起きることが知られている[7]。

そして，その空胞の正体はオートファゴソーム膜に特異的に結合する微小管結合タンパク質（microtubule-associated protein 1 light chain 3：LC3)-Ⅱの局在によってオートファジー由来であることが示された[8]。消化酵素を多量に含んだ酵素顆粒は，正常に分泌されなければ細胞にとって"爆弾"を抱えているようなものであり，その処理のためにオートファジーが動員されるものと思われる。しかし，lysosome-associated membrane protein（LAMP)-2などのリソソームタンパクの量的な低下やカテプシンBやLといった水解酵素の不均衡などによりリソソームの機能が障害されると，オートファゴソームやオートリソソームが細胞内に蓄積し，空胞を生じる[8～10]。そして，生成されるトリプシンがPSTIの容量を超えると腺房細胞内でトリプシンの異所性活性化が生じるものと考えられる[8]。飢餓の際に真核細胞でみられるオートファゴソームが0.5～1.5 μmであるのに対して[11]，実験的膵炎モデルでみられる空胞は巨大であり，Gukovskayaら[8]はオートファジー不全が起こると提唱している。

p62はオートファジーの基質であるだけでなく，シグナル伝達，細胞増殖，アポトーシス，炎症，酸化ストレス応答，腫瘍増殖など多彩な機能を有する[12]。p62はLC3やユビキチン化されたタンパクと相互作用する領域をもち，ユビキチンシグナルを介してタンパク質凝集体，異常なミトコンドリア，細胞に侵入した細菌をオートファゴソームへと導くアダプタータンパクである（図1)[13]。p62はSer351がリン酸化されるとKeap1（ユビキチンリガーゼアダプタータンパク質）との結合力が著しく増強してKeap1を不活化し，転写因子Nrf2が核内に移行する[12,14]。ストレスのない状況では，Keap1はNrf2のユビキチン化を促進することにより，プロテアソームによるNrf2の分解を促進している。細胞がストレスに曝されるとKeap1がそのシグナルを感知することでNrf2の分解が抑制され，安定化されたNrf2は核内へ移行し，生体防御にかかわる遺伝子の発現を誘導する[15]。Keap1-Nrf2系は酸化ストレスや細菌の感染などに応答して転写因子Nrf2の活性を制御する機構として知られている[15]。p62の蓄積やKeap1-Nrf2系シグナルが膵炎とどのように関連しているのか，今後の検討課題である。

Ⅲ．選択的オートファジー

飢餓で誘導されるオートファジーは大規模かつ非選択的に行われる。一方，障害されたオルガネラやタンパク質凝集体，不良ミトコンドリア，侵入細菌やウイルスに対しては選択的オートファジーも動員され，細胞の恒常性が維持される[5]。

急性膵炎でみられるオートファジーは電子顕微鏡像などから，非選択的なオートファジーと考えられる。しかし，セルレイン膵炎を惹起したマウス膵臓の電子顕微鏡像を眺めているとなかには酵素顆粒を特異的に分解しているような小胞がみられることがある。腺房細胞が自身のなかで生じる消化酵素の活性化を防ぐのであれば，選択的な酵素顆粒のオートファジーが生じてもよさそうに思われる。実際，オートファゴソーム形成の初期段階で必要なオートファジー関連タンパクvacuole membrane protein-1（VMP1）をラットエラスターゼ1プロモーター下に発現させたトランスジェニックマウスにセルレイン膵炎を惹起すると，酵素顆粒特異的なオートファジー（zymophagy）が誘導される[16]。障害されたミトコンドリアを選択的に分解するmitophagyや内分泌細胞において分泌顆粒にリソソームが直接融合して内容物を分解しホルモンレベルを一定に保つcrinophagyなどはよく知られている[17]。

オートファジーの制御にはインスリンシグナル，アミノ酸シグナル，エネルギー代謝，mammalian target of rapamycin（mTOR）などが関与している[18]。膵炎発症の際にどのような細胞内シグナルが関与してオートファジー不全が生じるのか，今後の検討が重要である。

Ⅳ．トリプシンの異所性活性化の起こる場所―オートファゴソームとエンドソームの類似性

既述した通り，急性膵炎では膵腺房細胞の細胞質に空胞が観察され，この空胞内でトリプシンの活性化が生ずる[7]。その空胞にはオートファゴソーム膜に特異的に結合するLC3-Ⅱが局在することからオートファジーに関連していることが示されている[8]。トリプシノーゲンはリソソームに存在するカテプシンBによって活性化される。リソソームの水解酵素による分解はエンドソーム-リソソーム系によっても行われる。エンドサイトーシスには細胞外から細胞内へ不特定の物質を取り込むものと細胞膜上の受容体に結合して取り込まれる受容体介在型がある。取り込まれた物質は前期エンドソーム（early endosome：EE）という小胞を形成する。その後リサイクリングエンドソーム（recycling endosome：RE）として細胞膜に戻るもの，ゴルジ装置に運ばれるもの，お互いが融合しながら成熟して後期エンドソーム（late endosome：LE）となり，リソソーム（lysosome：Ly）と融合して内容物を分解

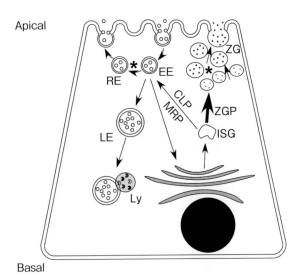

図2 膵外分泌とエンドサイトーシス
消化酵素を含んだ酵素顆粒（zymogen granule：ZG）は，未成熟分泌顆粒（immature secretory granule：ISG）を経て形成される．酵素顆粒のほとんどは古典的酵素顆粒分泌経路（classic zymogen granule secretory pathway：ZGP）によって分泌される．消化酵素の一部はISGから前期エンドソーム（early endosome：EE）に運搬され，リサイクリングエンドソーム（recycling endosome：RE）を介して，恒常様経路（constitutive-like pathway：CLP）または副調節性経路（minor-regulated pathway：MRP）によって分泌される．エンドサイトーシスによって取り込まれた物質はEE小胞を形成する．EEは直接ゴルジ装置に送られて再利用されたり，REとなって細胞膜に戻ったり，お互いが癒合して成熟し後期エンドソーム（late endosome：LE）となったりする．LEはリソソーム（lysosome：Ly）と融合して，その内容物を分解する．急性膵炎が発症すると，＊の部分が停止し，分泌が障害される．

するものに分かれる（図2）．

膵臓の消化酵素の分泌には，①調節性経路（古典的経路（classic zymogen granule pathway：ZGP）），副調節性経路（minor-regulated pathway：MRP），②恒常様経路（constitutive-like pathway：CLP）が存在する[19,20]（図2）．生理条件下ではZGPが分泌の95%以上を占めている．急性膵炎が発症すると何らかの細胞内シグナルの異常によって外分泌障害が起こり，ZGPやEEからREへの経路（図2中の＊）が障害される．その結果，分泌できなくなった消化酵素はエンドソーム-リソソーム経路によって処理される．しかし，この経路の処理能力には限界があり，それを超えてしまうとトリプシンの異所性活性化が生じるものと考えられる．Halangkら[21]は，セルレイン膵炎においてトリプシンの活性化は二峰性に起こると報告している．セルレイン刺激後1時間以内に生ずる早期のピークと数時間経過した後に生ずるピークの二つである．エンドソーム-リソソームの経路によるトリプシンの活性化とオートファジー不全によるトリプシンの活性化の二つが関係しているように思われる．

実際，この二つの経路を並べてみると類似点が多い[22]（図3）．取り囲むものが細胞内の物質か（オートファジー），細胞外の物質か（エンドソーム-リソソーム）の違いであり，リソソームの水解酵素で分解して再利用し，不要なものをエキソサイトーシスで廃棄する点は同じである．オートファゴソームと前期エンドソームや後期エンドソームが融合し，amphisomeを形成すること，その後amphisomeとリソソームが融合することが報告されている[22〜24]．

細胞内の小胞輸送は複雑なネットワークを巧みに制御して行われている．Rasスーパーファミリーに属するRabタンパク質がこの小胞輸送において極めて重要な役割を果たしている．成熟したオートファゴソームの膜上にはRab7が存在する．前期エンドソームの膜上にはRab5が存在するが，成熟して後期エンドソームになる過程でRab7に置換される[22]．われわれは，この両者の経路に共通するRab7ノックアウトマウスを作成し，膵腺房細胞におけるRab7の役割を解析したので，次に紹介する[25]．

V．膵特異的Rab7ノックアウトマウス

Rab7遺伝子を全身でノックアウトしたマウスは胎生致死であるため，Ptf1a-Creマウスを用いて膵臓特異的にノックアウトしたマウスを作成し，その表現型を検討した（Rab7$^{\Delta pan}$）[25]．このマウスは生理条件下では異常がみられなかったが，24時間絶食にすると細胞内に小胞が数多くみられ，LC3-Ⅱとp62の発現が亢進した．電子顕微鏡でみると二重膜で囲まれたオートファゴソームが増加しており，オートファジーが亢進し，かつオートファゴソームからオートリソソームへの経路で障害されていた（図4）．また，エンドサイトーシスの経路を調べると前期エンドソームから後期エンドソームへの成熟の過程で障害が起きていた．リソソームは拡張し，LAMP-1の発現は亢進していたが，C末端が分解されており，リソソームの機能に異常が生じている可能性が示唆された．次に，このマウスにセルレイン膵炎を惹起させると膵炎が重症化した．Rab7$^{\Delta pan}$マウスではコントロールマウスと比較して，細胞内に大きな空胞が数多くみられた．抗LC3抗体と抗LAMP-1抗体で二重染色を行うと，野生型マウスでは両者の共存がみられたのに対して，Rab7$^{\Delta pan}$マウスでは共存はほとんどみられなかった（図5左）．

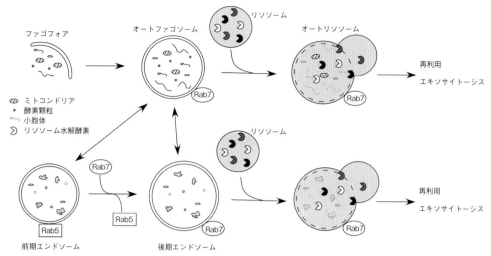

図3 オートファゴソームの形成とエンドソームの成熟過程の類似性（文献22より改変引用）
　上段にオートファジー経路，下段にエンドサイトーシス経路を示す。マクロオートファジーでは，隔離膜が細胞質や細胞小器官の一部を包み込みながら伸長し，最後に隔離膜が閉じて二重膜に囲まれたオートファゴソームが形成される。成熟したオートファゴソームの膜上にはRab7が存在する。前期エンドソームの膜上にはRab5が存在するが，成熟して後期エンドソームになる過程でRab7に置換される。オートファゴソームと前期エンドソームや後期エンドソームが結合し，amphisomeが形成されることも報告されている[22〜24]。

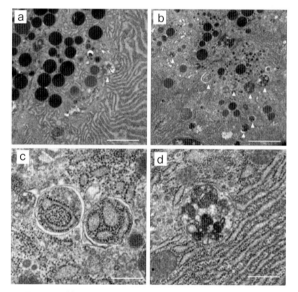

図4 膵特異的Rab7ノックアウトマウスの24時間絶食における膵の電子顕微鏡像（文献25より引用）
　コントロールマウス（Wild（a））と比較して，膵特異的Rab7ノックアウトマウス（Rab7$^{\Delta pan}$（b））では，腺房細胞内に多くのオートファジー空胞（矢頭）がみられた。典型的なオートファゴソーム像，オートリソソーム像をc, dに示すが，そのほとんどはオートファゴソームであった（Bar＝2μm（a, b），0.5μm（c, d））。

次に，抗LC3抗体と前期エンドソームのマーカーであるearly endosome antigen 1（EEA1）の二重染色を行うとコントロールマウスでは共存がほとんどみられないのに対して，Rab7$^{\Delta pan}$マウスでは共存がみられ，前期エンドソームとオートファゴソームの融合が生じていた（図5右）。つまり，このマウスではオートファジー不全とエンドソーム-リソソーム経路の成熟過程に障害が生じており，そのため膵炎反応が増悪するものと考えられた[25]。

おわりに

タンパクを分解する経路にはユビキチン-プロテオソームの経路とオートファジーの二つの経路が知られている。オートファジーは酵母から真核生物に至るまで広く保存された現象であり，飢餓状態や細胞の恒常性維持に必須のものである。急性膵炎においてNF-κBの活性化が膵炎増悪方向に作用するのか，抑制方向に作用するのか，両者の報告があるように[2]，オートファジーにも二面性を示す結果が報告されている[26〜29]。

エキソサイトーシスとエンドサイトーシスは表裏一体の関係にあり，オートファジーはエンドサイトーシスと類似性が高い。急性膵炎が発症すると外分泌が障害される結果，オートファジーやエンドサイトーシスにも影響が及ぶ。急性膵炎の発症のメカニズムとしてオートファジー不全が注目を集めているが，エンドサイトーシスや小胞輸送などの観点も重要である。細胞生物学的な総合的な観点から，複雑に入り組んだ急性膵炎発症のメカニズムを解き明かしていかなければならない。

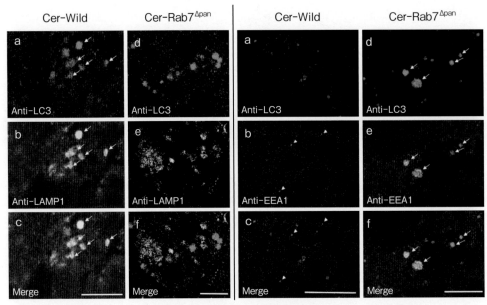

図5 セルレイン膵炎における膵の二重免疫染色像（文献25より引用）
左：LC3（オートファゴソームのマーカー）とLAMP-1（リソソームのマーカー）による二重染色像。コントロールマウス（Wild）では共染色像がみられるが（矢印），膵特異的Rab7ノックアウトマウス（Rab7$^{\Delta pan}$）ではほとんどみられない（Bar＝10μm）。
右：LC3（オートファゴソームのマーカー）とEEA1（早期エンドソームのマーカー）による二重染色像。コントロールマウス（Wild）では早期エンドソームは小さく，LC3との共染色がほとんどみられない（矢頭）のに対して，膵特異的Rab7ノックアウトマウス（Rab7$^{\Delta pan}$）では早期エンドソームは拡張し，LC3との共染色がみられる（矢印）（Bar＝10μm）。

参考文献

1) Ji B, Logsdon CD：Digesting new information about the role of trypsin in pancreatitis. Gastroenterology 141：1972-1975, 2011.
2) 真嶋浩聡，大西洋英：遺伝子改変マウスを用いた急性膵炎研究の現状と今後の展望．膵臓 27：584-592, 2012.
3) Case RM：Synthesis, intracellular transport and discharge of exportable proteins in the pancreatic acinar cell and other cells. Biol Rev Camb Philos Soc 53：211-354, 1978.
4) Pavlov IP：The work of digestive glands. JB Lippincott, Philadelphia, 1902.
5) Mizushima N, Komatsu M：Autophagy：renovation of cells and tissues. Cell 147：728-741, 2011.
6) Gaisano HY, Gorelick FS：New insights into the mechanisms of pancreatitis. Gastroenterology 136：2040-2044, 2009.
7) Sherwood MW, Prior IA, Voronina SG, et al.：Activation of trypsinogen in large endocytic vacuoles of pancreatic acinar cells. Proc Natl Acad Sci USA 104：5674-5679, 2007.
8) Gukovskaya AS, Gukovsky I：Autophagy and pancreatitis. Am J Physiol Gastrointest Liver Physiol 303：G993-G1003, 2012.
9) Tanaka Y, Guhde G, Suter A, et al.：Accumulation of autophagic vacuoles and cardiomyopathy in LAMP-2-deficient mice. Nature 406：902-906, 2000.
10) Fortunato F, Bürgers H, Bergmann F, et al.：Impaired autolysosome formation correlates with Lamp-2 depletion：Role of apoptosis, autophagy, and necrosis in pancreatitis. Gastroenterology 137：350-360, 2009.
11) Mizushima N, Ohsumi Y, Yoshimori T：Autophagosome formation in mammalian cells. Cell Struct Funct 27：421-429, 2002.
12) Komatsu M, Kageyama S, Ichimura Y：p62/SQSTM1/A170：Phisiology and pathology. Pharmacol Res 66：457-462, 2012.
13) Johansen T, Lamark T：Selective autophagy mediated by autophagic adapter proteins. Autophagy 7：279-296, 2011.
14) Ichimura Y, Waguri S, Sou YS, et al.：Phosphorylation of p62 activates the Keap1-Nrf2 pathway during selective autophagy. Mol Cell 51：618-631, 2013.
15) Taguchi K, Motohashi H, Yamamoto M：Molecular mechanisms of the Keap1-Nrf2 pathway in stress response and cancer evolution. Genes Cells 16：123-140, 2011.
16) Grasso D, Ropolo A, Lo Ré A, et al.：Zymophagy, a novel selective autophagy pathway mediated by VMP1-USP9x-p62, prevents pancreatic cell death. J Biol Chem 286：8308-8324, 2011.

17) Weckman A, Di leva A, Rotondo F, et al.: Autophagy in the endocrine glands. J Mol Endocrinol **52** : R151-R163, 2014.

18) Mizushima N, Levine B, Cuervo AM, et al.: Autophagy fights disease through cellular self-digestion. Nature **451** : 1069-1075, 2008.

19) Messenger SW, Thomas DDH, Cooley MM, et al.: Early to late endosome trafficking controls secretion and zymogen activation in rodent and human pancreatic acinar cells. Cell Mol Gastroenterol Hepatol **1** : 695-709, 2015.

20) Messenger SW, Jones EK, Holthaus CL, et al.: Acute acinar pancreatitis blocks vesicle-associated membrane protein 8 (VAMP8)-dependent secretion, resulting in intracellular trypsin accumulation. J Biol Chem **292** : 7828-7839, 2017.

21) Halangk W, Lerch MM, Brandt-Nedelev B, et al.: Role of cathepsin B in intracellular trypsinogen activation and the onset of acute pancreatitis. J Clin Invest **106** : 773-781, 2000.

22) Hyttinen JMT, Niittykoski M, Salminen A, et al.: Maturation of autophagosomes and endosomes : A key role for Rab7. Biochim Biophys Acta **1833** : 503-510, 2013.

23) Berg TO, Fengsrud M, Strømhaug PE, et al.: Isolation and characterization of rat liver amphisomes-

evidence for fusion of autophagosomes with both early and late endosomes. J Biol Chem **273** : 21883-21892, 1998.

24) Fader CM, Sánchez D, Furlán M, et al.: Induction of autophagy promotes fusion of multivesicular bodies with autophagic vacuoles in k562 cells. Traffic **9** : 230-250, 2008.

25) Takahashi K, Mashima H, Miura K, et al.: Disruption of small GTPase Rab7 exacerbates the severity of acute pancreatitis in experimental mouse models. Sci Rep **7** : 2817, 2017.

26) Hashimoto D, Ohmuraya M, Hirota M, et al.: Involvement of autophagy in trypsinogen activation within the pancreatic acinar cells. J Cell Biol **181** : 1065-1072, 2008.

27) Diakopoulos KN, Lesina M, Wörmann S, et al.: Impaired autophagy induces chronic atrophic pancreatitis in mice via sex- and nutrition-dependent processes. Gastroenterology **148** : 626-638, 2015.

28) Li N, Wu X, Holzer RG, et al.: Loss of acinar cell IKK α triggers spontaneous pancreatitis in mice. J Clin Invest **123** : 2231-2243, 2013.

29) Antonucci L, Fagman JB, Kim JY, et al : Basal autophagy maintains pancreatic acinar cell homeostasis and protein synthesis and prevents ER stress. Proc Natl Acad Sci U S A **112** : E6166-E6174, 2015.

* * *

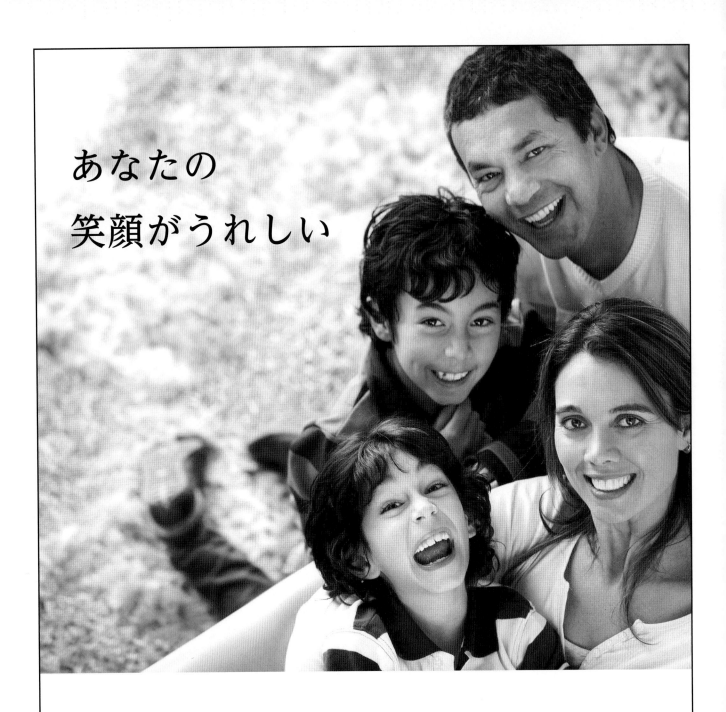

あなたの
笑顔がうれしい

抗がん剤の研究開発に取り組んで半世紀

世界のがん治療に貢献したい

これからも

いつもを、いつまでも。　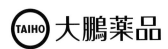 大鵬薬品

https://www.taiho.co.jp

特集

オートファジー～胆膵疾患とのかかわりについて～

膵炎とオートファジー-リソソーム系

大村谷昌樹[1]・坂田　和也[2]・橋本　大輔[2]・廣田　昌彦[3]

要約：膵分泌性トリプシンインヒビター（PSTI/SPINK1）欠損マウスの膵腺房細胞ではオートファジーの異常と細胞死が起こる。オートファジーには栄養供給や細胞内浄化などの作用があるが，その機能低下，欠失によって，さまざまなヒト疾患にかかわっていることが明らかになってきている。この欠損マウスに，モザイク状にヒト SPINK1 を発現させて，一部の腺房細胞のみを細胞死からレスキューさせたマウスでは，生後 4 週齢で慢性膵炎を発症するが，その過程でもオートファジーの異常とその選択的基質 p62 の蓄積がみられた。オートリソソーム内で活性化されたトリプシンによってオートファジー不全が引き起こされ，p62 の蓄積，小胞体ストレス，酸化ストレスの上昇などの複数の要因が重なって，慢性膵炎を発症すると考えられる。つまり，PSTI/SPINK1 の異常はオートファジー不全を誘導し，その結果，膵炎を発症することが示唆される。

Key words：慢性膵炎，オートファジー不全，カテプシン，SPINK1/Spink3

はじめに

　マクロオートファジー（以降はオートファジーと省略）は，細胞質に出現した小胞体由来の隔離膜が細胞質の成分（細胞内小器官も含む）を取り囲み，二重のオートファゴソームが形成されることからはじまる。その後，カテプシンなどを含むリソソームと融合してオートリソソームを形成し，内容物が消化される。オートファジーは細胞内の恒常性の維持に極めて重要で，その機能低下または破綻がさまざまな疾患発症にかかわっているが，膵臓疾患も例外でない。本稿では外分泌膵臓の炎症性疾患である膵炎，とくにトリプシノーゲンの活性化とオートファジーとのかかわりについて概説する。膵炎はその原因，治療法が現在においてもあまり解明されていないが，膵炎は消化酵素による自己消化が特徴で，その発症にオートファジーが深くかかわっている。

Ⅰ．腺房細胞内におけるトリプシノーゲンの活性化/不活性化機構

　急性膵炎は膵臓内で異所性にトリプシノーゲンがトリプシンに活性化され，他の消化酵素を活性化する，消化酵素による"自己消化"とされている。消化酵素は，不活性型の前駆体としてザイモジェン顆粒内に区画（隔離）されているが，何らかの原因によって膵内でトリプシノーゲンが活性化されると，膵臓の自己消化，すなわち急性膵炎が惹起される。Steer ら[1]はトリプシノーゲンはリソソーム酵素：カテプシン B により活性化されるという説を発表し，現在も受け入れられている[2]。しかし，カテプシン B と同じシステインプロテアーゼに属するカテプシン L は，その KO マウスを用いた解析[3]からトリプシノーゲン，トリプシンの両者を不活性化することも知られている（図 1）[4,5]。同じシステインプロテアーゼでありながら，カテプシン B と L ではトリプシノーゲンに対する，ひいては膵炎発症における役割が全く異なっている。

The Roles of Autophagy in the Pancreatitis
Masaki Ohmuraya et al
1）兵庫医科大学遺伝学講座（〒 663-8501 西宮市武庫川町 1-1）
2）熊本大学大学院生命科学研究部消化器外科学
3）熊本市医師会熊本地域医療センター外科

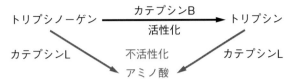

図1 トリプシノーゲン活性化，不活性化のメカニズム

腺房細胞内ではカテプシンBによって異所性に活性化される。カテプシンLはトリプシノーゲン，トリプシンをともに不活性化する。

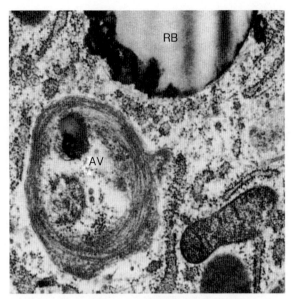

図2 ヒト急性膵炎患者の電顕像（文献9より引用）
AV：autophagic body, RB：residual body, 17,500倍。

II．SPINK1の遺伝子変異による膵炎の発症

われわれは遺伝性膵炎の原因遺伝子の候補として，膵分泌性トリプシンインヒビター（pancreatic secretory trypsin inhibitor：PSTI，別名 serine protease inhibitor, Kazal type 1：SPINK1）を報告し[6]，Spink3遺伝子（SPINK1のマウスオルソログ）のKOマウスでは出生直後に膵腺房細胞が急激に変性し，細胞死に陥るが，その原因が異常なオートファジーであった[7]。

オートファジーとは，ユビキチン-プロテアソーム系とともに細胞内蛋白質の分解を担う主要分解経路の一つである。オートファジーでは，まず隔離膜が細胞質中の蛋白質や細胞内小器官を囲い込み，オートファゴソームを形成する。その後，オートファゴソームはリソソームと融合し，リソソーム酵素によって，その内容物が分解される。リソソームによる分解の戦略は，危険な加水分解酵素群を合成の場である細胞質から膜で隔離して，分解反応をこの酸性のコンパートメント内に限局することにある。このため分解すべき基質をコンパートメント内の酵素群に出会わせるためには，何らかの膜動態が必要となる。リソソームはエンドサイトーシスによって形質膜成分や細胞外成分の分解にかかわっていると同時に，細胞内成分の分解にも関与しているが，細胞質の構成成分をリソソームで分解するためには，膜で隔てられたリソソームの内腔に分解基質を運び込む必要がある。オートファジーはそのためのシステムである。

III．トリプシノーゲンとカテプシンとの出会いを仲介するオートファジー

電子顕微鏡を用いた解析[8,9]からの膵腺房細胞において，膵炎に伴いオートファゴソーム（図2）が出現することが知られていたが，その役割は不明であった。われわれが作製した膵分泌性トリプシンインヒビターであるSPINK1（マウスオルソログはSpink3）欠損マウスでは，出生直後に異常なオートファジーが誘導されること[7]，また，この空胞内でトリプシノーゲンからトリプシンへの活性化が起きていることが明らかとなった[10]。つまり前述したリソソーム内のカテプシン群とチモーゲン顆粒内のトリプシノーゲンとの出会いをオートファジーが仲介していることがAtg5欠損マウスを用いた解析から明らかとなった[11]。

膵炎でオートファジーが誘導されるメカニズムはまだ明らかでないが，以下のように考えられている。まず，急性膵炎では膵腺房細胞の頂端膜（apical membrane，消化酵素前駆体を放出する面）から膵管（細胞外）への分泌が抑制され，トリプシノーゲンを含むチモーゲン顆粒が基底側面膜（basolateral membrane）へ移行し，蓄積される[12]。その処理のためにオートファジーが誘導されるのではないかと考えられ，膵β細胞を含む内分泌細胞でみられるクリノファジーとよく似ているように思える。クリノファジーは，分泌顆粒がリソソームと融合することで起こる分解機構で[13]，長期間にわたって分泌刺激がない状態が続くと蓄積した生理活性物質を含む顆粒がリソソームによって分解される[14]。つまり分泌顆粒の量の調節機構と考えられている。クリノファジーはまだ未解明な部分が多く，膵腺房細胞にもクリノファジーが起きるのか，膵炎とのかかわりなど，今後さらなる解析が必要である。

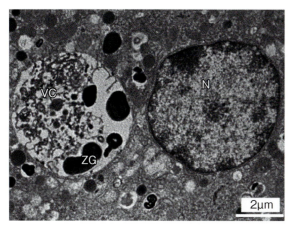

図3 実験性膵炎後の病理写真
マウスにセルレイン（コレシストキニンのアナログ）を腹腔内投与した後の電子顕微鏡像。核とほぼ同じ大きさの巨大空胞がみられる。この空胞内でトリプシノーゲンがトリプシンに活性化される。
VC：autophagic vacuoles，ZG：zymogen granule（チモーゲン顆粒），N：nucleus

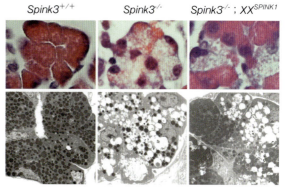

図4 X染色体不活性化を利用して，モザイク状にSpink3欠損腺房細胞をレスキューしたマウスの作出
$Spink3^{+/+}$，$Spink3^{-/-}$，$Spink3^{-/-}$；XX^{SPINK1}の膵腺房細胞（出生0.5日）。$Spink3^{-/-}$ではすべての腺房細胞において，空胞が充満するが，$Spink3^{-/-}$；XX^{SPINK1}では正常と空胞が充満した腺房細胞がモザイク状に混在した状態となる。
上段：HE染色，下段：電子顕微鏡像

Ⅳ．膵炎ではオートファジー不全が引き起こされる

飢餓の際に，真核細胞でみられるオートファゴソームの大きさが0.5〜1.5μmであるのと比較すると，急性膵炎でみられる空胞はかなり巨大である（図3）。また膵炎ではLC3-Ⅱ，オートファジーアダプター分子の一つであるp62/SQSTM1（以降はp62と省略）の蓄積が顕著，空胞内容物の残存，長寿命蛋白の分解が抑制されていることから[4]，急性膵炎ではオートファジー不全が起きていると考えられる。つまり，オートファジー機能の低下に伴い，空胞（この空胞は一重膜であることから，オートリソソームと考えられる）が巨大化し（図3），その内部でトリプシノーゲンが活性化されている[10]。膵炎では，この活性型トリプシンに加え，リソソーム酵素の活性の低下や，lysosome associated membrane proteins（LAMP）の発現低下，などがみられ，それらがオートファジー不全を引き起こしているのではないかと考えられている[2]。LAMPはリソソームの膜タンパク質の主要な成分であり，LAMP-2はリソソーム病であるダノン病の原因遺伝子として知られている。LAMPはリソソーム内の酸性環境の維持に重要な役割を果たしており，欠損によってリソソームはオートファゴソームとの融合が抑制されるため，オートファジー-リソソーム系の機能維持には不可欠な蛋白である。最近の報告で，膵炎の際，カテプシンBがLAMPの発現を抑制することが示さ れ[15]，膵炎でオートファジー不全が誘導されるメカニズムが次第に明らかとなりつつある。

Ⅴ．慢性膵炎とオートファジー

Liら[16]が，IκB kinaseα（IKKα；核内転写因子NF-κBの活性化因子）を膵特異的にノックアウトし，巨大空胞を伴うオートファジー不全とp62の異常蓄積が慢性膵炎を引き起こすと報告している。このマウス膵臓では，IKKαが，酵母ATG16のホモログAtg16L2に直接結合しており，Atg16L2の発現低下によって，オートファジー活性が低下することを示した[16]。肝臓でオートファジーを欠失したマウスでは，p62の異常蓄積に伴い，腫瘍形成が促進されるが，p62も同時に欠失させると，腫瘍形成が抑制される[17]。Atg8（LC3）に相互作用するp62はシグナル伝達，細胞増殖，細胞死，炎症，腫瘍形成，酸化ストレス応答などさまざまな細胞機能にかかわり，過剰なp62はKeap1（Nrf2のユビキチンリガーゼ）を結合解離してNrf2の異常活性化を引き起こす[18,19]。IKKα/p62二重欠損マウスでは，慢性膵炎が回避されることから，オートファジー不全に伴い蓄積したp62がKeap1-Nrf2システムを介して慢性膵炎の発症にかかわっている可能性が示され，さらにヒト慢性膵炎検体においてもp62の蓄積，IKKαの発現低下がみられたことから，オートファジー不全が慢性膵炎を発症するはじめてのモデルとなった。

その後，膵臓特異的Atg5[20]およびAtg7[21]欠損マウスが報告され，線維化，持続的な炎症，膵前癌病変の

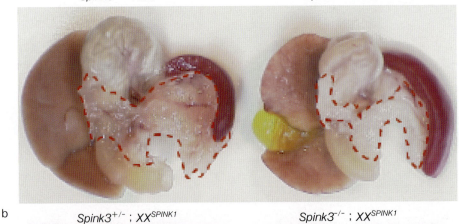

図5 *Spink3*⁻/⁻ ; *XX*^SPINK1 マウスは8週齢で慢性膵炎を発症する
a：8週齢のマクロ像 *Spink3*⁻/⁻ ; *XX*^SPINK1 マウスの膵臓（右：赤点線）は萎縮している。*Spink3*⁺/⁻ ; *XX*^SPINK1（左）はコントロール。
b：HE染色 *Spink3*⁻/⁻ ; *XX*^SPINK1 マウスの膵臓では腺房細胞の脱落と線維化がみられる。スケール：50 μm

母地とされる腺房-導管異形成，膵臓の萎縮がみられ，ヒト慢性膵炎とよく似た病変を生じることが報告された。これらのマウス膵臓では，オートファジーの欠損によって，p62の異常蓄積に加え，小胞体ストレス，酸化ストレスの上昇，ミトコンドリア機能不全，代謝経路の異常，タンパク合成の低下がみられ，これら複数の原因が重なり，慢性膵炎に移行すると考えられている[22]。

われわれは，前述した*Spink3*欠損マウスのX染色体に，CAGプロモーター下にヒト*SPINK1*遺伝子を置換し，レスキューすることに成功した[23]。このマウスの雌で片方のX染色体にのみこのトランスジーンが挿入されると，X染色体不活性化によって，モザイク状にSPINK1が発現し，その細胞のみがレスキューされることになる。つまり，レスキューされる腺房細胞とオートファジーの異常によって細胞死を起こす腺房細胞が混在したマウスができるが（図3），このマウスは8週齢で慢性膵炎を発症する（図4）。異常オートファジーを伴う細胞死によって，膵臓ではp62の蓄積に加え，小胞体ストレス，酸化ストレスの亢進，炎症細胞の持続的な浸潤が観察され，その結果，慢性膵炎を発症すると考えられた。

VI. 慢性膵炎とリソソーム

われわれは，前述したように膵臓特異的カテプシンB，L，D欠損マウスを作製したが，生理的条件下では異常はみられなかった。また飢餓誘導を加え，オートファジー活性はp62を指標に調べたが，野生型と差がみられなかった（B, Lについては未発表データ）[24]。とくに神経系ではこれらカテプシンが単独で欠損しても異常な空胞の蓄積や細胞死がみられることから[25]，臓器によってカテプシンの役割は大きく異なっているようである。そこで，それぞれの二重欠損マウスを作製した。カテプシンB/LおよびD/L二重欠損マウスは正常で，またオートファジー活性も正常であった。しかしB/D欠損マウスは細胞死によると思われる空胞が散在し，オートファジー欠損マウス（*Atg5*欠損マ

ウス）と酷似していたため（未発表データ），ウエスタンブロットによってオートファジー活性を調べた。その結果，LC3-Ⅱとp62の蓄積が観察され，（少なくとも）膵腺房細胞においてはカテプシンBとDがオートファジーに必須であることが明らかとなった。カテプシンB/D二重変異マウスでもAgt5欠損マウスと同等にp62の蓄積がみられ，6ヵ月齢まで観察すると，慢性膵炎を発症することから，膵腺房細胞においてオートファジーはカテプシンBとカテプシンDの協調的な作用によって行われていることが明らかとなった。

おわりに

オートファジーの機能低下がトリプシノーゲンの異所性活性化（つまり膵炎発症）を促進し，酸化ストレス，小胞体ストレスの増加，p62の上昇に伴うストレス応答性遺伝子発現の亢進などを引き起こす。クリノファジーを含むオートファジーの分子機構には未解明の問題が多く残されており，それらが，ヒトにおいてどのような作用，副作用を及ぼすのか分かっていないが，今後，これらの課題を解決していく必要がある。世界中でオートファジーの活性化あるいは阻害剤の開発，スクリーニングが行われ，創薬のターゲットとして注目されており，膵炎への治療応用を検討していくべきである。

参 考 文 献

1) Steer ML, Meldolesi J, Figarella C：Pancreatitis. The role of lysosomes. Dig Dis Sci **29**：934-938, 1984.

2) Gukovskaya AS, Gukovsky I：Autophagy and pancreatitis. Am J Physiol Gastrointest Liver Physiol **303**：G993-G1003, 2012.

3) Wartmann T, Mayerle J, Kähne T, et al.：Cathepsin L inactivates human trypsinogen, whereas cathepsin L-deletion reduces the severity of pancreatitis in mice. Gastroenterology **138**：726-737, 2010.

4) Mareninova OA, Hermann K, French SW, et al.：Impaired autophagic flux mediates acinar cell vacuole formation and trypsinogen activation in rodent models of acute pancreatitis. J Clin Invest **119**：3340-3355, 2009.

5) Gukovsky I, Li N, Todoric J, et al.：Inflammation, autophagy, and obesity：common features in the pathogenesis of pancreatitis and pancreatic cancer. Gastroenterology **144**：1199-1209, e4, 2013.

6) Kuwata K, Hirota M, Sugita H, et al.：Genetic mutations in exons 3 and 4 of the pancreatic secretory trypsin inhibitor in patients with pancreatitis. J Gastroenterol **36**：612-618, 2001.

7) Ohmuraya M, Hirota M, Araki M, et al.：Autophagic cell death of pancreatic acinar cells in serine protease inhibitor Kazal type 3-deficient mice. Gastroenterology **129**：696-705, 2005.

8) Lampel M, Kern HF：Acute interstitial pancreatitis in the rat induced by excessive doses of a pancreatic secretagogue. Virchows Arch A Pathol Anat Histol **373**：97-117, 1977.

9) Helin H, Mero M, Markkula H, et al.：Pancreatic acinar ultrastructure in human acute pancreatitis. Virchows Arch A Pathol Anat Histol **387**：259-270, 1980.

10) Sherwood MW, Prior IA, Voronina SG, et al.：Activation of trypsinogen in large endocytic vacuoles of pancreatic acinar cells. Proc Natl Acad Sci U S A **104**：5674-5679, 2007.

11) Hashimoto D, Ohmuraya M, Hirota M, et al.：Involvement of autophagy in trypsinogen activation within the pancreatic acinar cells. J Cell Biol **181**：1065-1072, 2008.

12) Gaisano HY, Gorelick FS：New insights into the mechanisms of pancreatitis. Gastroenterology **136**：2040-2044, 2009.

13) Farquhar MG：Secretion and crinophagy in prolactin cells. Adv Exp Med Biol **80**：37-94, 1977.

14) Halban PA：Structural domains and molecular lifestyles of insulin and its precursors in the pancreatic beta cell. Diabetologia **34**：767-778, 1991.

15) Mareninova OA, Sendler M, Malla SR, et al.：Lysosome associated membrane proteins maintain pancreatic acinar cell homeostasis：LAMP-2 deficient mice develop pancreatitis. Cell Mol Gastroenterol Hepatol **1**：678-694, 2015.

16) Li N, Wu X, Holzer RG, et al.：Loss of acinar cell IKKalpha triggers spontaneous pancreatitis in mice. J Clin Invest **123**：2231-2243, 2013.

17) Takamura A, Komatsu M, Hara T, et al.：Autophagy-deficient mice develop multiple liver tumors. Genes Dev **25**：795-800, 2011.

18) Komatsu M, Kurokawa H, Waguri S, et al.：The selective autophagy substrate p62 activates the stress responsive transcription factor Nrf2 through inactivation of Keap1. Nat Cell Biol **12**：213-223, 2010.

19) Komatsu M, Kageyama S, Ichimura Y：p62/SQSTM1/A170：physiology and pathology. Pharmacol Res **66**：457-462, 2012.

20) Diakopoulos KN, Lesina M, Wörmann S, et al.：Impaired autophagy induces chronic atrophic pancreatitis in mice via sex- and nutrition-dependent processes. Gastroenterology **148**：626-638, e17, 2015.

21) Antonucci L, Fagman JB, Kim JY, et al.：Basal autophagy maintains pancreatic acinar cell homeostasis and protein synthesis and prevents ER stress. Proc Natl Acad Sci U S A **112**：E6166-E6174, 2015.

22) Gukovskaya AS, Pandol SJ, Gukovsky I：New

insights into the pathways initiating and driving pancreatitis. Curr Opin Gastroenterol：2016〔Epub ahead of print〕.

23) Sakata K, Araki K, Nakano H, et al.：Novel method to rescue a lethal phenotype through integration of target gene onto the X-chromosome. Sci Rep **6**：37200, 2016.

24) Mehanna S, Suzuki C, Shibata M, et al.：Cathepsin D in pancreatic acinar cells is implicated in cathepsin B and L degradation, but not in autophagic activity. Biochem Biophys Res Commun **469**：405-411, 2016.

25) Koike M, Shibata M, Waguri S, et al.：Participation of autophagy in storage of lysosomes in neurons from mouse models of neuronal ceroid-lipofuscinoses (Batten disease). Am J Pathol **167**：1713-1728, 2005.

*　　　*　　　*

特集

胆と膵 Vol. 39 (2) p. 153~158, 2018

オートファジー～胆膵疾患とのかかわりについて～

膵癌進展と膵星細胞のオートファジー

仲田　興平[1]・大内田研宙[1]・大塚　隆生[1]・中村　雅史[1]

要約：膵癌細胞周囲に存在する間質細胞である膵星細胞（pancreatic stellate cells：PSCs）は活性化することにより癌間質相互作用を介して膵癌の悪性度増強，抗がん剤治療抵抗性に関与しているといわれているが，その活性化メカニズムは明らかになっていない。われわれは最近PSCs の活性化にオートファジーが関与しており，PSC に対するオートファジー抑制が膵癌抑制効果を認めることをつきとめた。本稿では膵癌における膵星細胞の役割および膵癌進展におけるオートファジーの関与についてわれわれが報告した研究結果を中心に概説する。

Key words：膵癌，膵星細胞，オートファジー

I．膵癌における膵星細胞の役割

膵癌の切除標本を観察すると膵癌細胞の他に高度な線維化を伴う所見がみられる。この線維化成分は線維芽細胞および細胞成分をもたない，collagen, lamininや fibronectin（FN）タンパクなどの細胞外マトリックス（extracellular matrix：ECM）から構成されている（図1a）。この構造は desmoplastic reaction（DR）ともよばれ，膵癌では腫瘍組織の50～80％を占拠している[1]。これまでのがん研究は癌細胞を対象とした研究が多かったが，近年，間質細胞を対象とした研究報告が増えている。Erkan ら[2]は膵癌切除標本を検討し，collagen 発現が多いほど予後は良好であり，さらに，αSMA 発現と collagen 発現の比率（αSMA/collagen）が高いほど膵癌患者の予後が不良であると報告している。また，間質細胞で発現が多くみられる SPARC に関しても発現が高いほど膵癌の予後が悪化すると報告されている[3]。これらの結果は膵癌患者では間質成分が多いほど予後が不良であり，間質成分の制御が膵癌治療の対象となる可能性を示唆している。

膵癌間質成分の形成に重要な役割を果たしているのが膵星細胞（pancreatic stellate cells：PSCs）とよばれる線維芽細胞である。PSCs には活性型と休眠型（quiescent 型）の2種類があると報告されており，休眠型 PSCs は正常膵組織に存在し，星型の形態を呈し，細胞質内に豊富な vitamin A とアルブミンを含む脂肪滴（lipid droplet）を含有することを特徴とする。一方，活性型 PSCs は慢性膵炎や膵癌組織に存在し，筋線維芽細胞様の形態を呈し，αSMA 発現陽性，脂肪滴の減少を特徴とする[4]。さらに，活性型 PSCs は ECMやサイトカインの産生，分泌が亢進しており，その結果，膵癌細胞の増殖，浸潤が促進する。そのため，PSCs の活性化抑制（リプログラミング）は膵癌に対する新規治療戦略となり得ると考えられている。

II．ヒト膵癌組織におけるオートファジー

2011 年に Yang ら[5]は膵癌におけるオートファジー活性に関して詳細な検討を報告した。ヒト膵切除組織を用いた LC3 の免疫組織化学染色の発現解析では，正常膵管上皮細胞（HPDE 細胞），PanIN-1 細胞およびPanIN-2 細胞と比較して，PanIN-3 細胞や膵癌細胞で，オートファジーの活性化が亢進していた。また，8 種類の膵癌細胞株すべてが HPDE 細胞や乳癌細胞株（MCF-7 細胞），肺癌細胞株（H460 細胞）と比較してLC3-II の発現が高かった。これらの結果は膵癌では発癌過程でオートファジー活性が亢進し，他の癌と比

The Role of Autophagy in Pancreatic Stellate Cells for the Progression of Pancreatic Cancer
Kohei Nakata et al
1）九州大学大学院臨床・腫瘍外科（〒 812-8582 福岡市東区馬出 3-1-1）

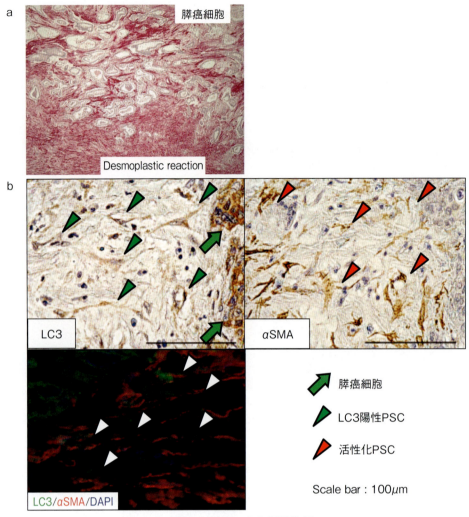

図1 （文献1より引用改変）
a：膵癌切除標本（Sirius Red染色） 膵癌細胞周囲に豊富な膠原繊維が確認される。
b：αSMA陽性細胞のなかにLC3陽性細胞が確認される。蛍光免疫染色でも同一細胞での染色が確認される。

べてもその活性が高いことを示唆している。In vivoの検討では，オートファジー必須遺伝子であるAtg5遺伝子を抑制した膵癌細胞株とcontrolである膵癌細胞株をそれぞれマウス皮下に移植したところ，Atg5遺伝子を抑制した膵癌細胞株はcontrolの膵癌細胞株に比べて有意に腫瘍の成長が抑制された。同様の結果を，chloroquine（CQ）でも示している。これらの結果は，CQ投与が膵癌の発育を抑制し，それがオートファジー抑制によるものであることを示唆している。

一方，われわれは最近，PSCsでもオートファジーは活性化していることを示した[6]。膵癌患者のPSCs内のオートファジー活性を評価するために，LC3の免疫組織染色を実施したところ，PSCsでのLC3発現を確認した。しかし，LC3はすべてのPSCsで発現しているわけではなく，症例によりPSCsでのLC3陽性率は異なっていた。133例の膵癌症例に対してLC3発現を検討し，LC3発現率により高発現群（15％以上）と低発現群（15％未満）に分けて予後を検討したところ，LC3発現率が高い群は低い群に比べて有意に無再発生存期間および生存期間が短いことを確認した（$P<0.001$）。さらにLC3発現は，病理学的T因子（$P<0.018$），組織学的グレード（$P=0.001$），リンパ節転移（$P<0.001$），病期（$P=0.009$），リンパ管浸潤（$P=0.001$），血管浸潤（$P=0.003$）と有意に相関し，膵癌患者の独立予後不良因子であった。オートファジー活性の確認にはオートファジーフラックスを測定する必要があるため，生体内のLC3-Ⅱフォーム量を測定するだけでは必ずしもオートファジー活性を反映しているわけではない点は注意を要するが，これらの結果はオートファジーが膵癌患者のPSCsで亢進しており，予後と相関することを示唆している。

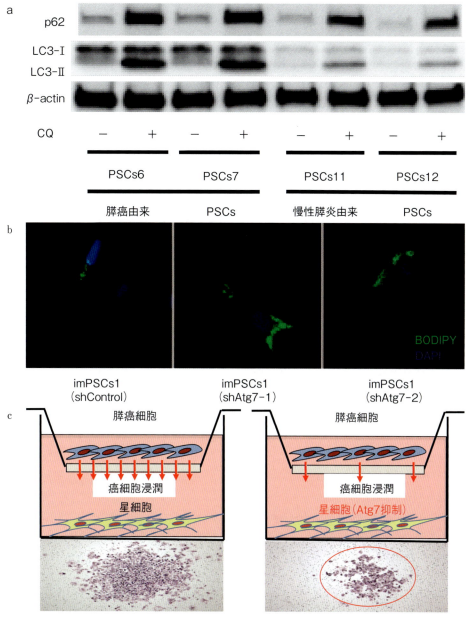

図2 (文献1より引用改変)
a：膵癌細胞由来PSCsでのオートファジーフラックスは慢性膵炎由来PSCsに比べて促進している。
b：*Atg7*遺伝子抑制によりPSCsの脂肪滴発現が増加した。
c：PSCsの*Atg7*遺伝子を抑制すると膵癌細胞の浸潤が抑制された。

III. PSCsに対する *in vitro* 研究の結果

われわれは膵癌患者および慢性膵炎患者の切除標本を用いて，PSCsの初代培養細胞を樹立し *in vitro* の検討も行った。これらの細胞がPSCsであることはαSMA，CD90，vimentin，glial fibrillary acidic protein（GFAP）やNestin染色陽性より確認している。膵癌由来PSCsと慢性膵炎由来PSCsのオートファジー誘導の違いを確認したところ，膵癌細胞由来PSCsでのオートファジーフラックスは慢性膵炎由来PSCsに比べて促進していた（図2a）。なお，初代培養細胞には分裂限界があり，細胞老化に伴い性質が変化するため，同一細胞で長期間再現性を繰り返す実験には不向きであった。そのためわれわれは不死化PSCs（immortalized PSCs：imPSCs）を作成し，安定した *in vitro* 実験を可能にした。imPSCに対してshATG7による *Atg7* 遺伝子のノックダウンを行ったところ，imPSCのオートファジーが抑制され，脂肪滴の発現が増加した（図2b）。Western blotではimPSCsでのαSMA,

表 1

現在の状況	対象	レジメン	デザイン	plaquenil 投与量	primary outcome	症例数	開始年度	フェーズ	国
Active, not recruiting	stage Ⅱb or Ⅲ	Gem＋HCQ	single arm	200〜1,200 mg/day	Toxicity	35	2010〜	phase Ⅰ/Ⅱ	米国
Completed	転移性膵腫瘍	HCQ 単独投与	single arm	400〜600 mg/day	2M PFS	20	2011〜	phase Ⅱ	米国
Active, not recruiting	切除可能膵癌	Cap＋HCQ＋Radiation	single arm	400 mg/day	2Y PFS	50	2011〜	phase Ⅱ	米国
recruiting	転移性膵腫瘍	Gem＋Nab-PTX＋HCQ	詳細不明		1Y OS	40	2012〜	phase Ⅰ/Ⅱ	米国
recruiting	切除可能膵癌	Gem＋Nab-PTX＋HCQ vs Gem＋Nab-PTX	Randomized	1,200 mg/day	histological response	60	2013〜	phase Ⅱ	米国
recruiting	切除可能膵癌	Gem＋Nab-PTX＋HCQ＋Avelumab vs Gem＋Nab-PTX＋HCQ	Randomized	1,200 mg/day	histological response	120	2017〜	phase Ⅱ	米国

collagen 1（COL-1），FN の発現低下が確認され，また，imPSCs 培養上清抽出タンパクの COL-1，FN，IL-6 の発現低下もみられた。このとき imPSCs の増殖能は抑制されていた。Atg7 遺伝子を抑制した imPSCs と膵癌細胞の共培養では control imPSCs との共培養のときに比べて膵癌細胞の浸潤能が阻害された（図2c）。これらの現象は Atg7 遺伝子を再導入することによりすべて回復した。imPSCs に対するオートファジー抑制が PSCs のリプログラミングを誘導し，ECM およびサイトカイン産生を抑制，その結果として膵癌細胞の悪性度が抑制されたと考えられる。

さらにわれわれはオートファジーによる PSCs の活性化シグナルを正常 PSCs（HPaSteC 細胞）で検討した。HPaSteC 細胞を飢餓条件や膵癌細胞培養液の添加によって培養したところ HPaSteC 細胞のオートファジーが亢進し，活性化が誘導された。このとき AMPK-mTOR シグナルの変化を認めた。これらの結果は膵癌微小環境でみられる栄養飢餓状態や膵癌細胞からの刺激が AMPK-mTOR 経路を介して PSCs のオートファジーを亢進させ，その結果 PSCs が活性化され，ECM の産生亢進や IL-6 の分泌促進が膵癌細胞の浸潤能を増強していることを示唆している。

Ⅳ．PSCs に対する *in vivo* 研究の結果

In vivo の検討は膵癌細胞株と imPSCs をマウスの膵に共移植を行うモデルを使って行った。これまでの報告と同様に，膵癌細胞株単独移植時に比べて imPSCs との共移植では，腫瘍の成長は有意に増強されたが，オートファジーを抑制させた imPSCs との共移植では，腫瘍の成長促進効果が減弱した。このとき，肝転移を確認したところ control imPSCs 共移植群では 12

匹中 4 匹（33%）に肝転移を認めたが，Atg7 を抑制した imPSCs を共移植した場合には膵癌細胞単独移植時と同様に肝転移を認めなかった。膵組織を検討したところ control imPSCs を共移植したマウスに比べて Atg7 抑制 imPSCs を共移植した際は αSMA 陽性細胞数および ECM 量が有意に減少していた。このとき増殖能を反映する PCNA（proliferating cell nuclear antigen）染色によって，共移植された膵癌細胞の増殖能を検討したところ PCNA 陽性膵癌細胞の数も減少していた。近年，Sousa ら[7]は膵癌細胞周囲の PSCs がオートファジー依存的にアラニンを産生し，飢餓状態におかれた膵癌細胞の代謝を維持し，その増殖，進展に寄与していることを報告した。これらの結果は膵癌細胞の浸潤に対して PSCs 内のオートファジーが重要な役割を果たしており，PSCs に対するオートファジー抑制が膵癌細胞の増殖，転移を抑制することを強く示唆している。

Ⅴ．膵癌に対するオートファジー阻害剤の可能性

前述の共移植モデルのマウスに対して，CQ（50 mg/kg）を 100 μL の PBS に溶解し，連日腹腔内投与を行いその効果を検討した。4 週間後に観察を行ったところ，Atg7 遺伝子抑制 imPSCs を共移植したときと同様に CQ 投与群のマウスは control 群（非治療群）に比べて腫瘍の大きさ（$1,360 \pm 615$ mm^3 vs 345 ± 126 mm^3, $P < 0.01$），腹膜播種（71.0 ± 32.0 vs 21 ± 12.3, $P < 0.05$），肝転移（3/5 vs 0/5, $P < 0.05$）がすべて改善した。CQ は膵癌細胞自身に対する浸潤，転移抑制効果があるといわれているため，摘出した組織の間質を観察したところ，CQ 投与群では有意に αSMA 陽性細胞

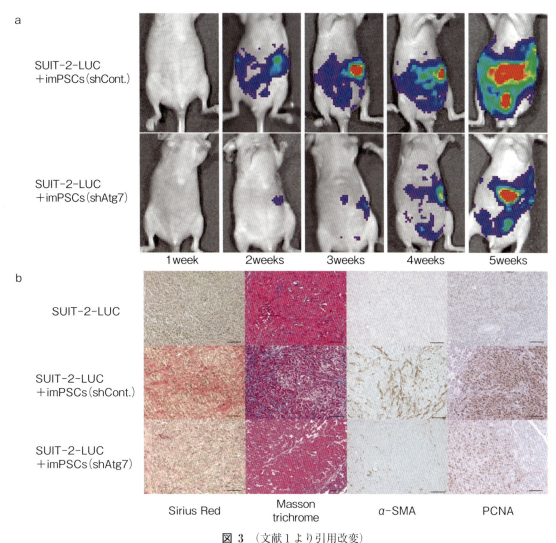

図3 （文献1より引用改変）
a：ルシフェラーゼ発光膵癌細胞とimPSCsのマウス同所移植をによる癌の広がりをVISにより確認。Atg7遺伝子抑制imPSC共移植時は，control imPSCs共移植時に比べ，膵癌細胞株の成長が抑制された。
b：Atg7遺伝子抑制imPSC共移植時は，control imPSCs共移植時に比べ，ECM産生が抑制された。

の数が減少し，ECMの産生が低下していた。そのため，CQの腹腔内投与は膵癌細胞への直接的な作用のみならずPSCsの活性化抑制を介した間接的な作用も認め，その結果として相乗的な転移，浸潤抑制効果をもたらしたと思われる。

なお，hydroxychloroquine（HCQ）はplaquenil（プラケニル錠®）としてSLEを適応疾患として上市済みの薬剤である。そのため，米国ではplaquenilを用いた臨床研究がすでに開始されている。ClinicalTrial.gov（https://clinicaltrials.gov）によると膵癌に関する報告は終了したものも含めて6試験の登録がある（表1）。2011年に膵癌細胞とオートファジーに関する報告を行ったKimmelmanらは同年，転移を伴う膵癌症例に対する臨床試験を開始している。本試験ではplaquenilを単剤投与するデザインであり，臨床的な効果は明らかではないという結論であった。これはplaquenilの量が400～600 mgと比較的少量であった点，またすでに転移が形成されている膵癌に対してであったため，臨床効果が認められなかったのではないかと考えられる。一方，膵癌に対するplaquenilを用いた臨床試験をもっとも行っているのがPittsburg大学であり，同大学のZehらは2010年にすでに臨床研究を開始している。臨床効果の報告は確認できていないが，ヒトに対しては1,200 mgの投与は許容されたと示している。Zehらは2013年には切除可能膵癌患者に対して術前化学療法の際に（Gemzar＋Nab-PTX）plaquenil併用群と非併用群のランダム化試験を開始した。本研究は患者recruit中であり，こちらも臨床結果は確認できていないが2017年11月には同じPittsburg大学のBaharyらは抗PD-1抗体であるavelumab

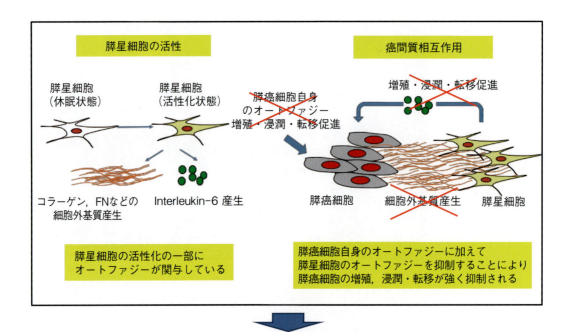

膵星細胞活性抑制剤，オートファジー抑制剤の開発は新規膵癌治療薬の開発につながる

図 4

の膵癌に対する臨床効果を判定する臨床研究に対して，plaquenil 内服を control 群，avelumab 投与群の両群に投与するデザインを作成している．全くの推測ではあるが本研究デザインが作成された背景には，plaquenil の膵癌に対する臨床結果を認めているのではないかと考える．これらの臨床試験は CQ の PSCs に対する効果を期待して開始されたものではないが，投与方法，投与量の検討が必要ではあるものの，われわれが動物実験でも示したように CQ の膵癌に対する臨床効果は十分に期待されると考えている．

おわりに

本稿では PSCs 活性に関してさまざまな実験方法を用いてオートファジーが関与していることを示した．オートファジー抑制剤は PSCs のみならず膵癌細胞自身に対する転移，浸潤抑制効果も認めるため相乗的な腫瘍抑制効果が期待される（図 4）．そのためわれわれは現在，独自のスクリーニング系を用いて，PSCs のオートファジー，また活性化抑制を標的とした創薬研究および活性化 PSCs で変化を認める遺伝子の検索を開始している．すでに複数の有望な化合物，遺伝子を同定しており今後さらに研究が進み，新たな膵癌治療薬が開発されることを期待している．

参考文献

1) Apte MV, Xu Z, Pothula S, et al.：Pancreatic cancer：The microenvironment needs attention too! Pancreatology **15**：S32-S38, 2015.
2) Erkan M, Michalski CW, Rieder S, et al.：The activated stroma index is a novel and independent prognostic marker in pancreatic ductal adenocarcinoma. Clin Gastroenterol Hepatol **6**：1155-1161, 2008.
3) Mantoni TS, Schendel RR, Rödel F, et al.：Stromal SPARC expression and patient survival after chemoradiation for non-resectable pancreatic adenocarcinoma. Cancer Biol Ther **7**：1806-1815, 2008.
4) Apte MV, Haber PS, Applegate TL, et al.：Periacinar stellate shaped cells in rat pancreas：identification, isolation, and culture. Gut **43**：128-133, 1998.
5) Yang S, Wang X, Contino G, et al.：Pancreatic cancers require autophagy for tumor growth. Genes Dev **25**：717-729, 2011.
6) Endo S, Nakata K, Ohuchida K, et al.：Autophagy Is Required for Activation of Pancreatic Stellate Cells, Associated With Pancreatic Cancer Progression and Promotes Growth of Pancreatic Tumors in Mice. Gastroenterology **152**：1492-1506, 2017.
7) Sousa CM, Biancur DE, Wang X, et al.：Pancreatic stellate cells support tumour metabolism through autophagic alanine secretion. Nature **536**：479-483, 2016.

* * *

特集

オートファジー～胆膵疾患とのかかわりについて～

膵癌治療におけるオートファジー制御の意義

橋本　大輔[1,2]・松村富二夫[2]・大村谷昌樹[3]・廣田　昌彦[4]・馬場　秀夫[1]

要約：オートファジーは細胞内に生じた不良蛋白質や細胞質成分をリソソームにおいて分解する蛋白質分解システムである。正常組織においては，細胞のホメオスタシスを保ち，癌化を抑制していると考えられている。一方で近年オートファジーと癌の進展についてもさまざまなことが明らかになってきた。膵癌は予後不良な悪性腫瘍の代表であり，発見時にはすでに浸潤や転移を示していることが多い。われわれは膵癌細胞株およびヒト膵癌組織においてオートファジーが亢進していることを明らかにした。さらに膵癌細胞株においてオートファジーを抑制すると細胞増殖が阻害され，抗癌剤と併用することでその殺細胞効果を増強することが分かった。つまりオートファジーは癌細胞においてその増殖に促進的に働いており，オートファジーを阻害することが新しい膵癌治療法となる可能性が示唆された。近年同様の報告が複数なされており，アメリカで臨床試験も進行中である。

Key words：膵癌，オートファジー，化学療法，集学的治療

I．膵癌治療の現況：なぜ新しい治療薬が必要か

　膵癌は消化器癌のなかでもっとも予後不良である。原因として，早期診断の難しさや手術の困難がある[1,2]。しかし大きな問題として，切除不能もしくは転移再発膵癌に対する治療選択肢の少なさがあげられる[3]。Gemcitabine（GEM）＋nab-Paclitaxel の併用療法[4]または FOLFIRINOX 療法[5]が第一選択であるが，大規模臨床試験での median overall survival は 1 年に満たない。分子標的治療薬，免疫治療などの進歩はみられるものの，多くの症例が均等に恩恵を受けられる治療法とはなっていない。新しい膵癌治療法の開発は世界的な命題である。本稿では，近年注目されているオートファジーの膵癌における意義と，オートファジーを制御することによる全く新しい膵癌治療法の可能性について述べる。

II．オートファジーと癌

　オートファジーは細胞の恒常性において主要な役割を担っており，その生理機能の破綻はさまざまな疾患の発症につながる[6]。癌細胞におけるオートファジーの関与についてはまだ不明な部分も多いが，正常細胞と癌細胞ではオートファジーは異なる作用を示す[7]。正常細胞においては，恒常的に起こっているオートファジーにより不要なオルガネラや SQSTM1/p62 などの腫瘍形成蛋白がオートファジーにより分解され，オルガネラーホメオスタシスが維持されることで腫瘍化が抑制されるといわれている（図1）。2011 年，Atg5 あるいは Atg7 欠損によるオートファジーに特化した遺伝子改変マウスが肝腫瘍を自然形成すること，また生じる腫瘍はすべて良性腫瘍であることが報告され，オートファジーが発癌制御に関与していることが示された[8,9]。一方で，代謝の要求性が高い状態にある癌細胞においては，オートファジーは栄養源を供給するこ

Role of Autophagy Control in Treatment of Pancreatic Cancer
Daisuke Hashimoto et al
1）熊本大学大学院生命科学研究部消化器外科学
　（〒860-8556 熊本市中央区本荘 1-1-1）
2）社会保険大牟田天領病院消化器外科
3）兵庫医科大学遺伝学講座
4）熊本市医師会熊本地域医療センター外科

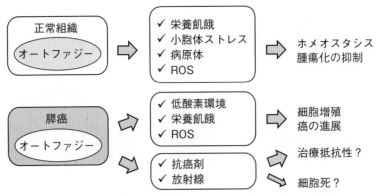

図 1 正常組織と膵癌組織におけるオートファジーの役割

とによりその要求性を満たし，主に癌細胞の進展に貢献していると考えられている（図1）[10]。

III. 膵癌とオートファジー

ヒトの膵癌の大部分は管状腺癌である。膵管状腺癌の前癌病変である膵臓上皮内腫瘍性病変（pancreatic intraepithelial neoplasia：PanIN）は，正常膵管上皮細胞にKRAS遺伝子の変異が生じることにより発生する。これにCDKN2A，TP53，SMAD4などの遺伝子異常が蓄積されると，PanINはPanIN-1A，PanIN-1B，PanIN-2，PanIN-3へと進行し，最終的には浸潤癌へと至る多段階発癌が提唱されている。Yangら[11]はオートファジーマーカーであるLC3が正常な膵管上皮やlow-gradeのPanIN-1やPanIN-2では発現がわずかであったのに対し，PanIN-3や膵癌ではLC3の発現が増大していたと報告している。また，オートファジーを阻害すると膵癌細胞の増殖抑制，異種移植による膵癌マウスモデルの腫瘍の縮小が認められた[11]。臨床検体における膵癌とオートファジーの関係性についてFujiiら[12]は，膵癌切除標本を用いた免疫組織学的な検討で抗LC3抗体の発現の有無でスクリーニングすると，膵癌ではLC3の発現が亢進していると報告した。またLC3強発現群では有意に予後不良であり負の相関を示したと述べ，オートファジーは膵癌の成長に貢献しているとした[12]。われわれも，ヒト膵癌の切除検体を用いたウェスタンブロッティングで，正常膵組織に比べてオートファジーが亢進していることを示した[13]。さらに膵癌細胞株においてオートファジーを阻害すると，その細胞増殖が抑制されることを示した[13]。Endoら[14]は，salinomycinを膵癌細胞株に投与するとオートファジーが誘導され細胞毒性を示し，Atg5またはAtg7に対するsiRNAでオートファジーを阻害するとその細胞毒性が増強されると述べ

た。これらの報告からはオートファジーは膵癌の成長と進展に積極的に貢献していると考えられる。

膵癌におけるオートファジーの関与は，癌抑制遺伝子であるp53に依存するという報告もある[15]。活性型Kras変異を膵特異的に発現させたマウスにおいて，オートファジー関連遺伝子であるAtg5あるいはAtg7を膵特異的にノックアウトし，つまり膵特異的オートファジーを欠損させた。その結果，膵特異的オートファジー欠損マウスでは有意に多くのPanINを形成した。つまりオートファジー機構を失うと癌化へ傾いた。一方，その多くはlow-gradeのPanIN-1であり，high-gradeのPanIN-3や膵管癌には至らなかった。しかしこのマウスにp53の変異を導入すると，膵管癌が発生した。さらにその生存期間は，膵のオートファジー機構が正常な膵癌モデルマウスより短縮した。

一方，考えの異なる報告も存在する。Mukubouら[16]とPardoら[17]は抗癌剤GEMを投与すると膵癌細胞株にオートファジーが誘導され，オートファジー阻害薬を膵癌細胞株に投与すると，GEMの細胞毒性を減弱したと示した。つまり，オートファジーは積極的に膵癌細胞死に貢献していると考えている[16,17]。つまり膵癌におけるオートファジーの役割については，二つの相反する考えが示されていた。膵癌細胞を助け，成長に貢献しているという考えと，抗癌剤投与などがオートファジーを引き起こし，積極的に膵癌細胞を死に至らせるという考えである（図1）。しかし近年では前者に関する報告，つまりオートファジーは癌の進展に貢献するという考えが主流になりつつある。

この考えに基づいて，膵癌におけるオートファジー制御が治療に結びつくという報告がなされている。一般にオートファジーは細胞の恒常性を維持するために存在しているため，抗癌剤からの細胞障害を回避するために癌細胞はオートファジーを促進させ治療抵抗性を獲得しているのではないかと推測されている。この

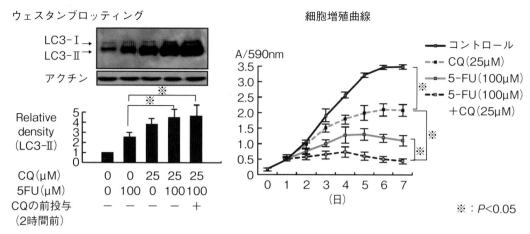

図2 膵癌細胞株における5-FUとオートファジー阻害薬chloroquine（CQ）の併用効果（文献13より引用改変）

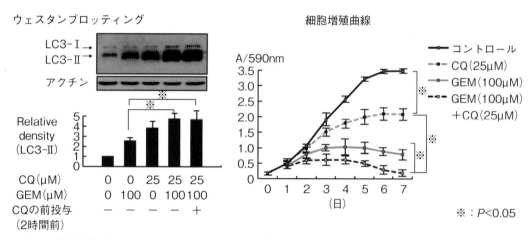

図3 膵癌細胞株におけるGemcitabine（GEM）とオートファジー阻害薬chloroquine（CQ）の併用効果（文献13より引用改変）

考えに基づくと，オートファジー阻害薬は抗癌治療を増強させる可能性がある。

マラリア治療薬であるchloroquine（CQ）はリソソームの酸性化を抑制することにより，オートファゴゾーム内に取り込まれた物質の分解を阻害することでオートファジーを阻害する[11]。各種抗癌剤と併用することで慢性骨髄性白血病や大腸癌における抗腫瘍効果の増強や薬剤耐性の克服につながる可能性が報告されている[18,19]。われわれは，ヒト膵癌細胞株PANC-1，およびBxPC-3において，膵癌化学療法におけるkey drugである5-FUおよびGEMにより強いオートファジーが誘導されることを確認した（図2，3）[13]。さらに同じ膵癌細胞株に5-FUまたはGEMとCQを併用したところ，それぞれを単独で投与したときよりも膵癌細胞の増殖が抑制され（図2，3），ヒト膵癌細胞株を用いて，膵癌におけるCQと5-FUとGEM併用の上乗せ効果を証明した[13]。つまりCQと抗癌剤のcombination効果を認めることができた。これは，膵癌細胞が抗癌剤に対してオートファジーを用いて恒常性を維持し，抵抗性を示そうとしていると解釈できる（図4）。

その他にも，Yangら[20]はヒト患者由来の膵癌組織の異種移植マウスで，CQを投与すると腫瘍のオートファジーと増殖が抑制されることを示した。Suzukiら[21]はイソフラボンの一種であるgenisteinが膵癌細胞株とその異種移植による膵癌マウスモデルにおいて，5-FUの抗腫瘍効果を増強すると報告した。Mukaiら[22]は膵癌細胞株に対してclarithromycinやazithromycinなどのマクロライド製剤を投与するとオートファジーが阻害されると示した。さらに，EGFR-tyrosine kinase inhibitorであるgefitinibによる細胞毒性が，マクロライド製剤により増強されると述べた[22]。

IV．オートファジー制御による膵癌治療の臨床応用

すでにこれらの知見に基づいた，オートファジー制

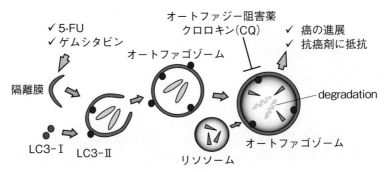

図4 想定される膵癌におけるオートファジーの過程とオートファジー阻害薬 chloroquine（CQ）投与の意義

御による膵癌治療の臨床への応用が試みられている。Boone ら[23]は膵癌患者31名にGEMとCQの併用による術前化学療法を行う第I/II相臨床試験の結果を報告した。29名に手術を行い24名でR0切除を達成し，median overall survival は34.8ヵ月であった。安全性・忍容性においても良好な結果が得られている。興味深いことに末梢血単核球においてオートファゴゾームのマーカーであるLC3の増加を認めた症例，つまりオートファジーがより抑制されたと思われた症例ほど予後が良好であった[23]。

現在は切除可能膵癌に対するcapecitabineを用いた術前化学放射線療法にCQを併用するone-armの第II相試験や，GEM＋nab-Paclitaxelの術前化学療法にCQの併用の有無の2群を比較する第II相RCTが進行中である[24]。CQは膵癌以外に，乳癌，腎癌，大腸癌，前立腺癌などで臨床試験が行われている[24]。また英国からのコホート研究では，CQを一定期間投与された群（約9,000人）と非投与群（約24,000人）で癌の罹患率に差はないものの，投与群では癌転移と死亡のリスクが低いという興味深い報告がなされた[25]。

おわりに

このように，近年オートファジーの研究が進みオートファジーが膵癌の発癌や進展に深く関与していることが明らかになってきた。しかし一方で，その分子メカニズムや発現の意義，役割には未解明な部分も多い。今後のさらなる臨床，基礎研究の発展によりそれらの解明が進み，オートファジーを標的とした膵癌治療法が確立されることを期待する。

参考文献

1) Kimura W, Miyata H, Gotoh M, et al.: A pancreaticoduodenectomy risk model derived from 8575 cases from a national single-race population (Japanese) using a web-based data entry system: the 30-day and in-hospital mortality rates for pancreaticoduodenectomy. Ann Surg 259: 773-780, 2014.
2) Kawada N, Uehara H, Hosoki T, et al.: Usefulness of dual-phase 18F-FDG PET/CT for diagnosing small pancreatic tumors. Pancreas 44: 655-659, 2015.
3) 日本膵臓学会膵癌診療ガイドライン改訂委員会編：膵癌診療ガイドライン2016年版, 2016.
4) Von Hoff DD, Ervin T, Arena FP, et al.: Increased survival in pancreatic cancer with nab-paclitaxel plus gemcitabine. N Engl J Med 369: 1691-1703, 2013.
5) Conroy T, Desseigne F, Ychou M, et al.: FOLFIRINOX versus gemcitabine for metastatic pancreatic cancer. N Engl J Med 364: 1817-1825, 2011.
6) Choi AM, Ryter SW, Levine B: Autophagy in human health and disease. N Engl J Med 368: 1845-1846, 2013.
7) White E: Deconvoluting the context-dependent role for autophagy in cancer. Nat Rev Cancer 12: 401-410, 2012.
8) Inami Y, Waguri S, Sakamoto A, et al.: Persistent activation of Nrf2 through p62 in hepatocellular carcinoma cells. J Cell Biol 193: 275-284, 2011.
9) Takamura A, Komatsu M, Hara T, et al.: Autophagy-deficient mice develop multiple liver tumors. Genes Dev 25: 795-800, 2011.
10) Guo JY, Chen HY, Mathew R, et al.: Activated Ras requires autophagy to maintain oxidative metabolism and tumorigenesis. Genes Dev 25: 460-470, 2011.
11) Yang S, Wang X, Contino G, et al.: Pancreatic cancers require autophagy for tumor growth. Genes Dev 25: 717-729, 2011.
12) Fujii S, Mitsunaga S, Yamazaki M, et al.: Autophagy is activated in pancreatic cancer cells and correlates with poor patient outcome. Cancer Sci 99: 1813-1819, 2008.
13) Hashimoto D, Bläuer M, Hirota M, et al.: Autophagy is needed for the growth of pancreatic adenocarcinoma and has a cytoprotective effect against antican-

cer drugs. Eur J Cancer **50**：1382-1390, 2014.

14) Endo S, Nakata K, Sagara A, et al.：Autophagy inhibition enhances antiproliferative effect of salinomycin in pancreatic cancer cells. Pancreatology **17**：990-996, 2017.

15) Rosenfeldt MT, O'Prey J, Morton JP, et al.：p53 status determines the role of autophagy in pancreatic tumour development. Nature **504**：296-300, 2013.

16) Mukubou H, Tsujimura T, Sasaki R, et al.：The role of autophagy in the treatment of pancreatic cancer with gemcitabine and ionizing radiation. Int J Oncol **37**：821-828, 2010.

17) Pardo R, Lo Ré A, Archange C, et al.：Gemcitabine induces the VMP1-mediated autophagy pathway to promote apoptotic death in human pancreatic cancer cells. Pancreatology **10**：19-26, 2010.

18) Bellodi C, Lidonnici MR, Hamilton A, et al.：Targeting autophagy potentiates tyrosine kinase inhibitor-induced cell death in Philadelphia chromosome-positive cells, including primary CML stem cells. J Clin Invest **119**：1109-1123, 2009.

19) Sasaki K, Tsuno NH, Sunami E, et al.：Chloroquine potentiates the anti-cancer effect of 5-fluorouracil on colon cancer cells. BMC Cancer **10**：370, 2010.

20) Yang A, Rajeshkumar NV, Wang X, et al.：Autophagy is critical for pancreatic tumor growth and progression in tumors with p53 alterations. Cancer Discov **4**：905-913, 2014.

21) Suzuki R, Kang Y, Li X, et al.：Genistein potentiates the antitumor effect of 5-Fluorouracil by inducing apoptosis and autophagy in human pancreatic cancer cells. Anticancer Res **34**：4685-4692, 2014.

22) Mukai S, Moriya S, Hiramoto M, et al.：Macrolides sensitize EGFR-TKI-induced non-apoptotic cell death via blocking autophagy flux in pancreatic cancer cell lines. Int J Oncol **48**：45-54, 2016.

23) Boone BA, Bahary N, Zureikat AH, et al.：Safety and Biologic Response of Pre-operative Autophagy Inhibition in Combination with Gemcitabine in Patients with Pancreatic Adenocarcinoma. Ann Surg Oncol **22**：4402-4410, 2015.

24) Chude CI, Amaravadi RK：Targeting Autophagy in Cancer：Update on Clinical Trials and Novel Inhibitors. Int J Mol Sci **18**：E1279, 2017.

25) Fardet L, Nazareth I, Petersen I：Effects of chronic exposure of hydroxychloroquine/chloroquine on the risk of cancer, metastasis, and death：a population-based cohort study on patients with connective tissue diseases. Clin Epidemiol **9**：545-554, 2017.

＊　　　＊　　　＊

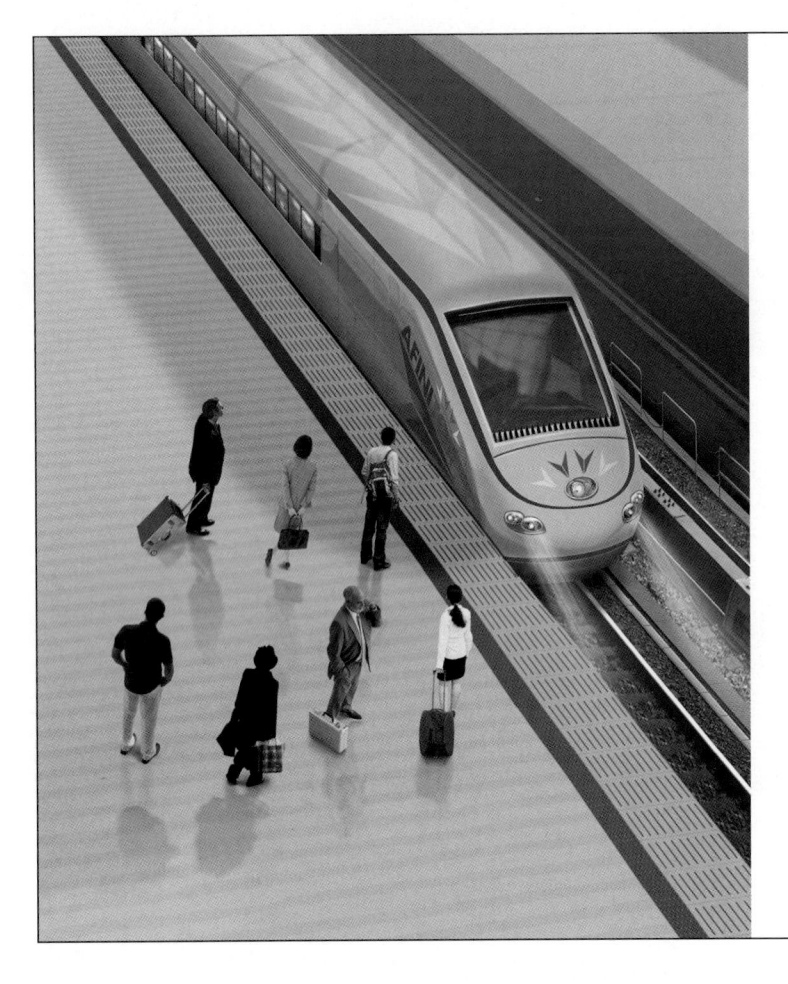

特集　オートファジー〜胆膵疾患とのかかわりについて〜

胆道疾患におけるオートファジーの関与

佐々木素子[1]

要約：最近，オートファジーの生理学的役割と，炎症，自己免疫，発癌などさまざまな病態における病理学的役割について解明が進んでいる。胆管細胞や胆道系疾患におけるオートファジー研究は，現時点では限られている。われわれは，代表的なコランギオパチーの原発性胆汁性胆管炎（primary biliary cholangitis：PBC）では，胆管炎部の胆管細胞に，オートファジー異常を示す，オートファジー関連マーカー LC3，p62/sequestosome-1（p62）の異常蓄積がみられることを明らかにした。PBC 胆管でのオートファジー異常は，ミトコンドリア抗原に対する自己免疫性機序，細胞老化の誘導の二つの面から，病態形成に役割を持つと考えられる。また，オートファジーは，嚢胞性肝疾患や胆管癌の発生，進展にも関与することが明らかになりつつある。オートファジーをターゲットとした治療を含め，今後の研究の展開が期待される。

───────────────

Key words：原発性胆汁性胆管炎（primary biliary cholangitis：PBC），原発性硬化性胆管炎（primary sclerosing cholangitis：PSC），胆管癌，胆管上皮内腫瘍（biliary intraepithelial neoplasia：BilIN）

はじめに

　大隈博士のノーベル賞受賞もあり，オートファジー研究は脚光を浴びている。オートファジーの生理学的役割と，炎症，自己免疫，発癌などさまざまな病態における病理学的役割についても，最近，さらに解明が進んでいる[1,2]。肝胆膵領域では，α1-アンチトリプシン欠損症，非アルコール性脂肪性肝疾患（NAFLD）などでの肝細胞におけるオートファジーの研究が先行している[2]。胆管細胞や胆道疾患におけるオートファジー研究は，現時点では限られている[3〜8]。私たちは，代表的なコランギオパチー（cholangiopathy）である原発性胆汁性胆管炎（primary biliary cholangitis：PBC）における胆管細胞老化の研究過程で，オートファジーに注目するようになった[3,4,7,9〜11]。PBC では，オートファジー異常がミトコンドリアに対する自己免

疫性機序に関連する可能性がある。また，最近，原発性硬化性胆管炎（primary sclerosing cholangitis：PSC）や嚢胞性肝疾患，胆管癌におけるオートファジーの関与についての報告も出つつある。本稿では，胆道疾患におけるオートファジーの研究について，PBC での研究を中心に，現在の知見を紹介する。

I．PBC

　PBC は代表的な自己免疫性肝疾患とされ，肝内小型胆管の非化膿性破壊性胆管炎（CNSDC）（図1）と胆管消失，血清抗ミトコンドリア抗体（AMA）陽性を特徴とする。ウルソデオキシコール酸（UDCA）治療が有効ではあるが，約 20〜30％の症例は UDCA 治療不応性とされる[12,13]。進行例は胆汁性肝硬変に至り，肝移植の対象となる。PBC におけるミトコンドリア抗原を標的とする自己免疫性機序の発生や，胆管病変の発生，進展における AMA の役割についてはいまだに不明な点が多い[12,13]。近年相次いで報告された網羅的ゲノム解析（GWAS）では，B 細胞，T 細胞などの機能に関与する免疫関連遺伝子群を含め，いくつかの PBC 疾患感受性候補遺伝子が検出されている[14,15]。こ

───────────────

Autophagy in Biliary Diseases
Motoko Sasaki
1）金沢大学医薬保健研究域医学系人体病理学
　（〒920-8640 金沢市宝町 13-1）

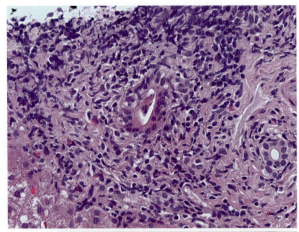
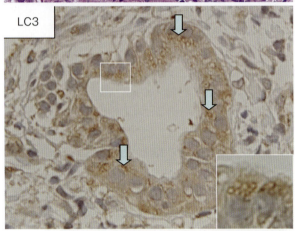
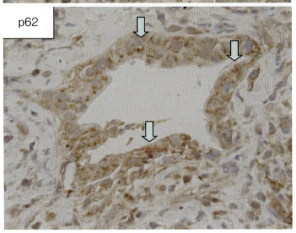

図1 PBC胆管病変におけるオートファジー関連マーカーLC3, p62の異常蓄積（文献3, 4より引用改変）
PBCのCNSDC部では、LC3の小胞状、顆粒状発現、p62蓄積が認められる。

のなかに、オートファジー関連遺伝子は入っていないが、オートファジー経路と関連する可能性のある小胞体ストレス関連遺伝子などは含まれている。

1. PBC胆管細胞におけるオートファジー異常

私たちは、PBCでは胆管炎部の肝内小型胆管細胞に、小胞状、顆粒状のオートファジー関連マーカーLC3, p62/sequestosome-1（p62）の異常蓄積がみられることを報告した（図1）[3,4]。このLC3, p62の蓄積は、ウイルス性慢性肝炎などの対照疾患肝の胆管と比較して有意に高率であった[3,4]。LC3, p62の異常蓄積は、オートファジー異常を示唆する所見と考えられる。興味深いことに、PBC胆管病変の電顕所見では細胞質内にオートファゴソームの増加が知られており、免疫染色の結果と合致する[4]。LC3はオートファゴソーム膜に局在する代表的なオートファジーマーカーである[1,2]。また、p62はいわゆるカーゴ蛋白で、ユビキチン結合部位をもち、オートファゴソームにユビキチン化された変性蛋白などを運ぶ役割を持つ。オートファジー欠損細胞ではp62過剰蓄積がみられる。p62蓄積により、Nrf2/Keap系活性化やROS産生が生じ、細胞障害を起こすとされる[16]。また、p62蓄積は、ROS産生などを介して発癌にも関与するとされる。なお、現時点では、生体内、組織切片上でのオートファジー活性の評価については、コンセンサスのあるマーカーはない。p62過剰蓄積は、オートファジー異常を示唆する所見とされるが、p62は多彩な機能を持つため、議論のあるところである。

2. オートファジー異常とミトコンドリア抗原の発現異常

オートファジーはMHCクラスⅠ、MHCクラスⅡを介した自己抗原の提示に重要な役割をもつとされ、オートファジーと自己免疫病態との関連性も示唆されている[17〜19]。代表的な自己免疫性疾患である全身性エリテマトーデス（SLE）のGWASでは、オートファジー関連遺伝子が疾患感受性遺伝子候補に含まれる[20]。また、オートファジー抑制に働くクロロキンは、関節リウマチやSLEの治療薬として使用されている。ミトコンドリアは代表的なオートファジーの標的小器官である。そこで、われわれは、"オートファジー異常はPBCに特徴的なミトコンドリア抗原を標的とする自己免疫性機序に関与するのではないか"と仮説を立てて検討を進めた。その結果、PBCの胆管病変では、オートファジー異常に関連してミトコンドリア抗原の異常発現がみられることがわかった[5〜7]（図2）。PBCの胆管炎部では、ミトコンドリア抗原PDC-E2の細胞質内粗顆粒状発現がみられる。このPDC-E2発現はPBCに特徴的で、PSCなどの対照疾患肝と比較して有意に高率である[5〜7]（図2）。PDC-E2発現はオートファジーマーカーLC3と共局在し、オートファゴソーム内のミトコンドリア取込み/異常蓄積が示唆される[5〜7]。

この胆管病変におけるオートファジー異常とミトコンドリア蛋白異常発現はPBCに特徴的であり、病理診断の補助になる。実際、PBCの移植後再発の胆管病変

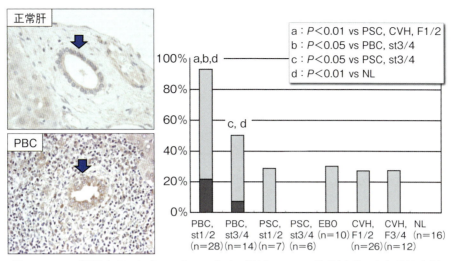

図2 PBCの胆管病変におけるミトコンドリア抗原PDC-E2発現（文献5より引用改変）
PBCのCNSDC部では，PDC-E2の顆粒状発現が認められる。胆管細胞でのPDC-E2発現はとくに早期PBCで対照疾患肝より有意に亢進する。
CVH：慢性ウイルス性肝炎，EBO：閉塞性黄疸肝，NL：正常肝

でも特徴的なミトコンドリア蛋白異常発現が認められ，移植肝針生検でのPBC移植後再発と細胞性拒絶の鑑別に有用であった[21]。

3．オートファジーと細胞老化

オートファジーと細胞老化の機構は密接に関連している。細胞老化は不可逆的な細胞分裂の停止と定義される細胞の状態で，細胞のストレス反応の一つであり，癌抑制機構として知られる[22,23]。老化細胞は，単なる障害の結果ではなく，アクティブに老化関連分泌形質（senescence-associated secretory phenotype：SASP）と総称されるさまざまなサイトカインや増殖因子を分泌して，細胞周囲の微小環境を制御する[24,25]。種々の原因によるオートファジー異常/不全では，細胞老化やアポトーシスなど細胞死が生じる[1,2,7,26]。細胞老化の過程にはオートファジー機構が関与しており，オートファジー阻害により，各種ストレスによって誘導される細胞老化発生は低下する[3,26]。また，老化に伴って，オートファジー機能が低下することが知られている。細胞のメンテナンスに重要なオートファジー機能が低下することで，細胞内の老廃物の蓄積やストレス感受性の増加が起こり，細胞の障害が起こる。免疫低下もその一つである。

PBCのCNSDCに巻き込まれた障害胆管細胞は，オートファジー異常と並行して，SA-β-gal発現，p16^{INK4a}，p21$^{WAF1/Cip1}$発現亢進，テロメア長短縮などの細胞老化を示す[9~11]。PBCにおける胆管細胞老化は胆管再生不全による胆管消失の要因となると考えられる[9~11]。また，PBCの老化胆管細胞はCX3CL1やCCL2などケモカインに代表されるSASPを分泌して，炎症細胞の動員による炎症増悪など病態形成に積極的に働くことが示唆される[9~11]。

4．培養胆管細胞での検討

培養胆管細胞に血清除去，エトポシドや疎水性胆汁酸GCDC添加などの細胞ストレスを加えると，オートファジーが誘導される。ライソゾーム阻害剤bafilomycin Aを加えると，血清除去で誘導されるp62陽性顆粒の蓄積が目立つ。また，オートファジー/オートファジー異常誘導によりPBC胆管と類似した顆粒状のミトコンドリア蛋白PDC-E2，CCO発現とLC3の共発現を認める。さらに，細胞表面のミトコンドリア抗原発現が増加する[5~7]。本当に，オートファジー異常による細胞表面のPDC-E2を標的に自己免疫機序が働くか，現在，検討中である。

5．PBCにおけるオートファジー異常の発生機序

先述のように，PBC胆管におけるオートファジー異常は，ミトコンドリア抗原に対する自己免疫性機序，細胞老化の誘導の二つの面から，病態形成に役割をもつと考えられる。オートファジー異常の発生機序については不明であるが，候補の一つとして，小胞体ストレスがあげられる。PBCの胆管病変では，オートファジー異常に連動して，小胞体ストレスの亢進が認められた[6]。培養胆管細胞を用いた検討でも，疎水性胆汁酸GCDCなどによるオートファジー異常や細胞老化の誘導における小胞体ストレスの関与を示唆する結果であった[6]。PBCの治療薬であるUDCAは，"化学シャペロン"として小胞体ストレスを軽減するとされる。UDCAの作用機序は多彩であるが，PBCでは，小胞体ストレス軽減によって治療効果を示しているのか

もしれない。

また，近年，胆管細胞の保護機構として「重炭酸ア
ンブレラ」が注目されている。PBC では，「重炭酸ア
ンブレラ」の形成に関与する anion exchanger 2（AE2）
発現が低下していることや，AE2 ノックアウトマウス
で，PBC 類似の病態がみられることが報告されてい
る[13,27]。われわれも，PBC でのオートファジー異常や
細胞老化と AE2 発現が関連することを確認している
（Lab Invest, in press）。

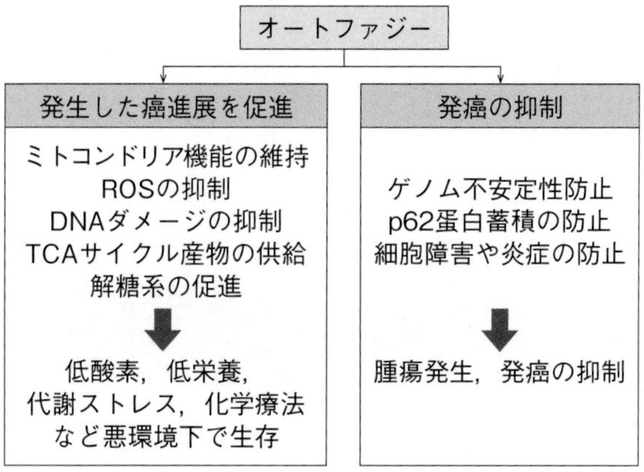

II．PSC

PBC と並んで代表的なコランギオパチーである
PSC では，胆管細胞老化の関与についての報告はある
が，オートファジーについての報告はほとんどない。
PSC では，大型胆管が病変の主座であり，PBC におけ
る小型胆管と同様に，細胞ストレスによって生じる
オートファジー，細胞老化が病態形成に関与すること
が考えられる[8]。PSC では，胆管ステム細胞の母地と
される胆管周囲付属腺では，オートファジー関連マー
カー：LC3，p62 発現が正常肝や PBC より高いことが
報告されている[8]。

III．囊胞性肝疾患

常染色体優性多発性囊胞腎（autosomal dominant
polycystic kidney disease：ADPKD），常染色体劣性
多発性囊胞腎（autosomal recessive polycystic kidney
disease：ARPKD）などでは，多発性腎囊胞に加えて
多発性肝囊胞もみられる。囊胞形成におけるオート
ファジーの役割について，近年，腎囊胞に関するもの
も含めていくつかの報告があるが，結果には相違がみ
られる[28,29]。われわれは，以前に，ARPKD の一つで
あるカロリ病のモデル動物：polycystic kidney（PCK）
ラットを用いた検討を行った[28]。PCK ラットでは，
PI3K/mTOR 経路の活性化が囊胞形成に関与してお
り，PI3K/mTOR 経路の抑制は，アポトーシス/オー
トファジーを介して胆管細胞増殖を抑制することがわ
かった。PI3K と mTORC1/2 阻害剤である NVP-
BEZ235 は，PCK ラット由来胆管細胞の増殖とアポ
トーシスを抑制し，オートファジーを誘導した。
NVP-BEZ235 を投与した PCK ラットでは肝囊胞形成
が抑制された[28]。

この結果とは逆に，最近，Mayo Clinic の Masyuk,
LaRusso ら[29]は，多囊胞性肝疾患では，胆管細胞の
オートファジーが囊胞形成に貢献することを報告し

図 3 癌におけるオートファジーの役割の 2 面性

た。この報告で著者らは，ヒトの ADPKD，ARPKD
由来の細胞，組織と，カロリ病の動物モデル PCK ラッ
ト由来の細胞，組織を用いて検討を行った。多囊胞性
肝疾患の胆管細胞では，vivo, vitro ともにオートファ
ゴソーム，オートライソゾームの数とサイズが増加し
ていること，オートファジー関連蛋白（Atg5,
Beclin1, Atg7, LC3）発現が亢進していること，
cAMP-PKA-CREB シグナル系の活性化に関連して，
autophagy flux の亢進がみられることがわかった[29]。
また，著者らは，オートファジー阻害剤 bafilomycin
A，クロロキンや，ATG7siRNA によって細胞増殖が
低下し，3 次元培養の囊胞成長が遅くなること，クロ
ロキン投与によって PCK ラットの肝囊胞形成が抑制
されることを見出した[29]。

囊胞形成におけるオートファジーの役割について
は，腎囊胞性疾患でも研究されており，オートファ
ジーは ADPKD や ARPKD の新しい治療ターゲットと
なることが期待されている。

IV．胆道癌

胆道癌とオートファジーの関連についての研究は，
まだ少数である[30〜32]。膵癌では，オートファジーは，
2 面性をもった役割をもつとされる（図 3）。すなわち，
発癌過程では，オートファジーは，ROS 産生などを介
して発癌性に作用する p62 蓄積の防止，細胞障害や炎
症の防止などにより，腫瘍形成や発癌を抑制するよう
に働く[16,33]。例えば，肝臓：全身性 Atg5 モザイク欠損
マウスや肝特異的 Atg7 欠損マウスでは肝腫瘍（良性
の肝細胞腺腫）が形成される[16,33]。膵臓のオートファ
ジー欠損がんモデルマウスでは，Atg7 ないし Atg5 欠
損は Kras[G12D]誘導性の PanIN 形成を促進するが，浸潤
性膵管癌への進行を抑制する。p53 と Atg の同時欠損

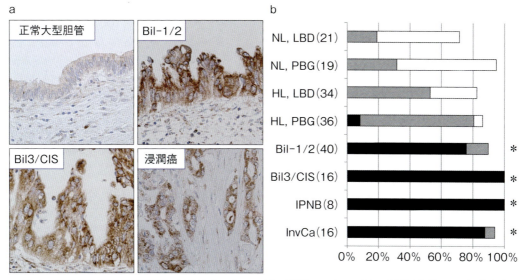

図4 胆道癌多段階発癌過程におけるオートファジー関連マーカー LC3 の発現（文献 30 より引用改変）

a：正常大型胆管では LC3 発現は陰性〜弱陽性であるが，BilIN-1/2 では，広範に細胞質内の顆粒状発現を認める。BilIN-3/上皮内癌（CIS），浸潤癌でも同様の顆粒状発現をみる。
b：LC3 発現は，BilIN-1/2，BilIN3/CIS，胆管乳頭状腫瘍（IPNB），浸潤癌（InvCa）では，背景の肝内大型胆管（LBD），胆管周囲付属腺（PBG）より有意に亢進する。
＊：$P<0.01$ vs. LBD（NL and HL），HL：肝内結石症

はマウスの生存を低下させ，浸潤性膵管癌の形成を促進する[33]。

一方，いったん形成された癌では，オートファジーは低酸素や低栄養などの悪条件下における腫瘍増殖を促進するように働くとされる。癌細胞の高い代謝要求性を満たすためにオートファジーが利用されている。とくに浸潤性膵管癌などでは，オートファジー活性が高く，腫瘍の生存はオートファジー依存的であることが知られている[33]。

また，大変興味深いことに，非癌細胞のオートファジーが癌細胞の増殖を支えることが示唆されている。浸潤性膵管癌由来の癌細胞は，膵臓星細胞に，オートファジー依存的なアラニン放出を誘導すること，膵癌細胞はそのアラニンを取り込み，代謝に利用することで増殖を維持することが報告された。また，最近の研究では，がん原性細胞が，近傍正常上皮細胞，脂肪，筋など全身性にオートファジーを誘導することが見出されている。近傍正常上皮細胞のオートファジーを介したアミノ酸供給が，腫瘍の増殖，転移に利用されると考えられる[33,34]。

1．胆道癌の多段階発癌過程におけるオートファジーの関与

平坦型前癌病変（biliary intraepithelial neoplasia：BilIN）を経由した胆道癌の多段階発癌過程には，細胞老化と老化からの逸脱が関与する[35]。細胞老化はオートファジーを介して誘導される[26]ことから，私たちは，肝内結石症合併症例を中心に，胆道癌の多段階発癌過程におけるオートファジーの関与を検討した[30]。BilIN-1/2（軽度〜中等度異型病変）では，LC3（細胞質，小胞状），p62（細胞質，核），Beclin-1（細胞質）の発現が背景の大型胆管上皮や胆管周囲付属腺より有意に亢進していた（図4）[30]。また，上皮内癌/BilIN-3，乳頭状胆管腫瘍（IPNB），浸潤癌においても LC3，Beclin-1，p62 の発現が大型胆管上皮や胆管周囲付属腺より有意に亢進していた（図4）[30]。胆道癌の多段階発癌過程では，BilIN-1/2 の段階でオートファジー関連蛋白の発現が亢進しており，発癌，進展にオートファジーが関与する可能性が示唆された[30]。BilIN-1/2 でのオートファジー関連蛋白の発現亢進は，細胞老化と同様，ストレスによって誘導され，癌抑制に働いている可能性がある。

2．胆管癌におけるオートファジーの役割

胆管癌の悪性度とオートファジーの関連性について，Dong ら[31]は肝内胆管癌の免疫組織化学的検討で，オートファジー関連蛋白 beclin-1 の発現がリンパ節転移などとともに，独立した予後規定因子であることを報告した。また，Nitta ら[32]は，肝外胆管癌の免疫組織化学的検討で，オートファジー関連蛋白 Ambra-1 の高発現群が低発現群と比較して有意に予後が不良となること，リンパ節転移にも有意な関係性を示すことを

報告した。さらに，Ambra-1 の発現と上皮〜間葉移行（EMT）誘導転写因子の一つである Snail の発現に有意な関連性を認めた[32]。EMT にオートファジーが関与する可能性については，肝細胞癌細胞株などでの研究で報告されている[36]。癌浸潤能に重要な役割をもつ EMT にオートファジーが深く関与する可能性を示唆するものである[32,36]。

オートファジーをターゲットにした癌治療の研究も進んでいる。クロロキンなどのオートファジー調節薬による癌化学療法については，欧米でいくつかの臓器の癌において臨床試験が進行している，ただし胆管癌においては，まだオートファジーをターゲットにした治療薬の臨床試験はない。

おわりに

オートファジーと胆道疾患の関与について，PBC の胆管病変における私たちの研究を中心に紹介した。PBC では，UDCA 不応例に対する治療薬の登場が望まれているが，オートファジー異常の制御も，新しい PBC 治療法のターゲットとなる可能性がある。また，他のコランギオパチーや胆道癌においても，オートファジーの関与についての研究が進みつつあり，今後の研究の展開や治療への応用が望まれる。

参考文献

1) Mizushima N, Levine B, Cuervo AM, et al.：Autophagy fights disease through cellular self-digestion. Nature **451**：1069-1075, 2008.

2) Madrigal-Matute J, Cuervo AM：Regulation of Liver Metabolism by Autophagy. Gastroenterology **150**：328-339, 2016.

3) Sasaki M, Miyakoshi M, Sato Y, et al.：Autophagy mediates the process of cellular senescence characterizing bile duct damages in primary biliary cirrhosis. Lab Invest **90**：835-843, 2010.

4) Sasaki M, Miyakoshi M, Sato Y, et al.：A possible involvement of p62/sequestosome-1 in the process of biliary epithelial autophagy and senescence in primary biliary cirrhosis. Liver Int **32**：487-499, 2012.

5) Sasaki M, Miyakoshi M, Sato Y, et al.：Increased expression of mitochondrial proteins associated with autophagy in biliary epithelial lesions in primary biliary cirrhosis. Liver Int **33**：312-320, 2013.

6) Sasaki M, Yoshimura-Miyakoshi M, Sato Y, et al.：A possible involvement of endoplasmic reticulum stress in biliary epithelial autophagy and senescence in primary biliary cirrhosis. J Gastroenterol **50**：984-995, 2015.

7) Sasaki M, Nakanuma Y：Chapter 20. Pathogenesis of Bile Duct Lesions in Primary Biliary Cirrhosis：Role of Autophagy Followed by Cellular Senescence. AUTOPHAGY：Cancer, Other Pathologies, Inflammation, Immunity, Infection, and Aging, (Hayat MA), Volume 2, 293-303, Elsevier Inc., Amsterdam, 2013.

8) Carpino G, Cardinale V, Renzi A, et al.：Activation of biliary tree stem cells within peribiliary glands in primary sclerosing cholangitis. J Hepatol **63**：1220-1228, 2015.

9) Sasaki M, Ikeda H, Haga H, et al.：Frequent cellular senescence in small bile ducts in primary biliary cirrhosis：a possible role in bile duct loss. J Pathol **205**：451-459, 2005.

10) Sasaki M, Ikeda H, Yamaguchi J, et al.：Telomere shortening in the damaged small bile ducts in primary biliary cirrhosis reflects ongoing cellular senescence. Hepatology **48**：186-195, 2008.

11) Sasaki M, Miyakoshi M, Sato Y, et al.：Modulation of the microenvironment by senescent biliary epithelial cells may be involved in the pathogenesis of primary biliary cirrhosis. J Hepatol **53**：318-325, 2010.

12) Nakanuma Y, Zen Y, Portmann BC：Diseases of the bile ducts. Pathology of the Liver, (Burt A, Portmann B, Ferrell L), 6th ed., 491-562, London：Churchill Livingstone, 2011.

13) Dyson JK, Hirschfield GM, Adams DH, et al.：Novel therapeutic targets in primary biliary cirrhosis. Nat Rev Gastroenterol Hepatol **12**：147-158, 2015.

14) Nakamura M, Nishida N, Kawashima M, et al.：Genome-wide association study identifies TNFSF15 and POU2AF1 as susceptibility loci for primary biliary cirrhosis in the Japanese population. Am J Hum Genet **91**：721-728, 2012.

15) Cordell HJ, Han Y, Mells GF, et al.：International genome-wide meta-analysis identifies new primary biliary cirrhosis risk loci and targetable pathogenic pathways. Nat Commun **6**：8019, 2015.

16) Komatsu M, Kurokawa H, Waguri S, et al.：The selective autophagy substrate p62 activates the stress responsive transcription factor Nrf2 through inactivation of Keap1. Nat Cell Biol **12**：213-223, 2010.

17) Levine B, Mizushima N, Virgin HW：Autophagy in immunity and inflammation. Nature **469**：323-335, 2011.

18) Saitoh T, Akira S：Regulation of innate immune responses by autophagy-related proteins. J Cell Biol **189**：925-935, 2010.

19) Nedjic J, Aichinger M, Mizushima N, et al.：Macroautophagy, endogenous MHCⅡ loading and T cell selection：the benefits of breaking the rules. Curr Opin Immunol **21**：92-97, 2009.

20) Han JW, Zheng HF, Cui Y, et al.：Genome-wide asso-

ciation study in a Chinese Han population identifies nine new susceptibility loci for systemic lupus erythematosus. Nat Genet **41** : 1234-1237, 2009.

21) Sasaki M, Hsu M, Yeh MM, et al. : In recurrent primary biliary cirrhosis after liver transplantation, biliary epithelial cells show increased expression of mitochondrial proteins. Virchows Arch **467** : 417-425, 2015.

22) Hayflick L, Moorhead PS : The serial cultivation of human diploid cell strains. Exp Cell Res **25** : 585-621, 1961.

23) Sharpless NE, DePinho RA : Telomeres, stem cells, senescence, and cancer. J Clin Invest **113** : 160-168, 2004.

24) Acosta JC, O'Loghlen A, Banito A, et al. : Chemokine signaling via the CXCR2 receptor reinforces senescence. Cell **133** : 1006-1018, 2008.

25) Kuilman T, Michaloglou C, Vredeveld LC, et al. : Oncogene-induced senescence relayed by an interleukin-dependent inflammatory network. Cell **133** : 1019-1031, 2008.

26) Young AR, Narita M, Ferreira M, et al. : Autophagy mediates the mitotic senescence transition. Genes Dev **23** : 798-803, 2009.

27) Beuers U, Hohenester S, de Buy Wenniger LJ, et al. : The biliary HCO (3) (−) umbrella : a unifying hypothesis on pathogenetic and therapeutic aspects of fibrosing cholangiopathies. Hepatology **52** : 1489-1496, 2010.

28) Ren XS, Sato Y, Harada K, et al. : Activation of the PI3K/mTOR pathway is involved in cystic proliferation of cholangiocytes of the PCK rat. PLoS One **9** :

e87660, 2014.

29) Masyuk AI, Masyuk TV, Lorenzo Pisarello MJ, et al. : Cholangiocyte Autophagy Contributes to Hepatic Cystogenesis in Polycystic Liver Disease and Represents a Potential Therapeutic Target. Hepatology : 2017〔Epub ahead of print〕

30) Sasaki M, Nitta T, Sato Y, et al. : Autophagy may occur at an early stage of cholangiocarcinogenesis via biliary intraepithelial neoplasia. Hum Pathol **46** : 202-209, 2015.

31) Dong LW, Hou YJ, Tan YX, et al. : Prognostic significance of Beclin 1 in intrahepatic cholangiocellular carcinoma. Autophagy **7** : 1222-1229, 2011.

32) Nitta T, Sato Y, Ren XS, et al. : Autophagy may promote carcinoma cell invasion and correlate with poor prognosis in cholangiocarcinoma. Int J Clin Exp Pathol **7** : 4913-4921, 2014.

33) 小松雅明 : オートファジーの病態生理的意義 : オートファジーとがん. 実験医学 **35** : 2634-2641, 2017.

34) Katheder NS, Khezri R, O'Farrell F, et al. : Microenvironmental autophagy promotes tumour growth. Nature **541** : 417-420, 2017.

35) Sasaki M, Yamaguchi J, Itatsu K, et al. : Over-expression of polycomb group protein EZH2 relates to decreased expression of p16 INK4a in cholangiocarcinogenesis in hepatolithiasis. J Pathol **215** : 175-183, 2008.

36) Li J, Yang B, Zhou Q, et al. : Autophagy promotes hepatocellular carcinoma cell invasion through activation of epithelial-mesenchymal transition. Carcinogenesis **34** : 1343-1351, 2013.

＊　　　＊　　　＊

胆と膵 36巻臨時増刊特大号

医学図書出版ホームページでも販売中
http://www.igakutosho.co.jp

ERCPマスターへのロードマップ（DVD付）

企画：糸井　隆夫

序文：ERCP マスター，マイスター，マエストロ

【処置具の最新情報】
・診療報酬からみた胆膵内視鏡手技と・ERCP 関連手技処置具の up-to-date

【基本編】
・主乳頭に対するカニュレーションの基本―スタンダード法，Wire-guided Cannulation 法，膵管ガイドワイヤー法―
・副乳頭へのカニュレーション Cannulation of the Minor Papilla
・内視鏡的乳頭括約筋切開下切石術（Endoscopic Sphincterotomized Lithotomy：EST-L）
・EPBD（＋EST）＋胆管結石除去
・EPLBD（＋EST）＋胆管結石除去
・経乳頭的胆管・膵管生検　細胞診
・膵石除去・膵管ドレナージ
・胆管ドレナージ（良悪性）（ENBD，PS）
・胆管ドレナージ（MS）
・急性胆嚢炎に対する経乳頭的胆嚢ドレナージ

【応用編】
・スコープ挿入困難例に対する対処法
・プレカット
・電子スコープを用いた経口胆道鏡検査
・POCS（SpyGlass）（診断・治療）
・経口膵管鏡（電子スコープ，SpyGlass）
・内視鏡的乳頭切除術
・十二指腸ステンティング（ダブルステンティングも含めて）
・Roux-en-Y 再建術を中心とした，術後腸管再建症例に対するシングルバルーン内視鏡を用いた ERCP
・術後腸管の胆膵疾患に対するダブルバルーン内視鏡治療

【トラブルシューティング編】
・スコープ操作に伴う消化管穿孔
・デバイス操作に伴う後腹膜穿孔―下部胆管の局所解剖も含めて―
・EST 後合併症（出血，穿孔）
・胆管，膵管閉塞困難例（SSR，Rendez-vous 法）
・胆管内迷入ステントの回収法
・胆管メタルステント閉塞（トリミング，抜去）―十二指腸ステントとあわせて―
・膵管プラスチックステント迷入に対する内視鏡的回収法
・胆管結石嵌頓
・膵管結石嵌頓―膵管結石除去時のバスケット嵌頓に対するトラブルシューティング―

【座談会】
・ERCP マスターへのロードマップをこれまでどう描いてきたか，これからどう描いていくのか？

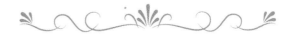

今回の胆と膵臨時増刊特大号のメニューは、
ERCP マスターへのロードマップ（DVD 付）
でございます。

＊前　菜：処置具の最新情報
＊メインディッシュ：
　基本編、応用編、トラブルシューティング編
　～28 名のエキスパートによる動画（DVD）解説付～
＊デザート：
　座談会「ERCP マスターへのロードマップを
　　これまでどう描いてきたか，
　　これからどう描いていくのか？」
～ページの向こうに広がる ERCP の世界を
　　　　　　　　　　　　　どうぞご堪能下さい！

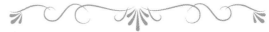

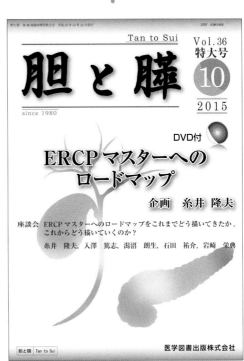

本体 5,000 円＋税

医学図書出版株式会社

特集

オートファジー～胆膵疾患とのかかわりについて～

オートファジーと糖尿病

福中　彩子[1]・藤谷与士夫[1]

要約：膵 β 細胞はグルコース濃度に応じてインスリンを分泌する特殊な細胞である。分泌タンパク質の合成が盛んな膵 β 細胞は，恒常的に小胞体ストレス状態に曝されていることや，グルコース応答性インスリン分泌過程にはミトコンドリアが深くかかわることが知られている。そのため，代謝状態に応じて膵 β 細胞はこれらのインスリン分泌顆粒や小胞体，ミトコンドリアなどの細胞内小器官をオートファジーにより制御する必要がある。われわれはこれまでに膵 β 細胞特異的オートファジー不全マウスを用いた解析により，膵 β 細胞では低レベルの恒常的なオートファジーが起こっており，その破綻は糖尿病を惹起することを見出している。しかしながら，膵 β 細胞においてそれぞれの細胞内小器官がいつ，どこで，どのようなタイミングでオートファジーにより制御されているかはほとんどわかっておらず，今後さまざまなオートファジーレポーターマウスなどを駆使することで解明する必要がある。

Key words：膵 β 細胞，オートファジー，マイトファジー，糖尿病

はじめに

オートファジーは栄養素や代謝状態を感知しつつ，細胞内の分解およびリサイクルを担う機構であることから，オートファジーの破綻はさまざまな代謝性疾患の発症・進展と関係することが想像できる。2型糖尿病の発症の背景には，多くの場合過食や運動不足などの生活習慣の乱れからくるインスリン抵抗性の増加が存在する。膵 β 細胞が健全であれば，ある程度のインスリン抵抗性の増大に対して膵 β 細胞量を増やし，インスリン分泌を代償的に増加させることで，正常な血糖応答を保つことが可能である。しかしながら，膵 β 細胞で，このような代償機構を十分に働かせることのできない何らかの異常が存在することが，2型糖尿病発症を規定する大きな要因の一つとなる。このように，膵 β 細胞はインスリン抵抗性のもとで高まるインスリン需要に応えるべく，大量のタンパク質の合成と

分解が日々繰り返されている特殊な細胞であり，その過程で産出される各種ストレスに曝されていることは想像に難しくない。このような膵 β 細胞を保護する生体システムとして，タンパク質分解経路の一つであるオートファジーが重要な役割を担っていることが示唆される。本稿では，膵 β 細胞機能維持におけるオートファジー機構について概説する。

I. 膵 β 細胞機能維持におけるオートファジーの役割

細胞質内にあるすべての構造がマクロオートファジーの基質になる可能性があり，膵 β 細胞では，インスリン顆粒，ミトコンドリア，小胞体膜などを含むさまざまな細胞内構成因子がオートファゴソーム内に認められる。しかしながら，正常マウスの膵 β 細胞ではオートファゴソームはごく少数しか観察できなかった[1]。また，他の多くの組織，例えば肝臓や筋肉では一晩絶食することによりオートファゴソーム形成がみられるが，膵 β 細胞ではほとんど観察できない。一方で，マウスに高脂肪食を負荷し，インスリン抵抗性が増大した場合には膵 β 細胞でもオートファゴソームが観察できる。オートファゴソームの増加は，インスリ

Autophagy and Diabetes

Ayako Fukunaka et al

1) 群馬大学生体調節研究所分子糖代謝制御分野
（〒 371-8512 前橋市昭和町 3-39-15）

ン抵抗性を伴う肥満2型糖尿病モデルマウス（ob/ob マウスや db/db マウス）でもみられるが，これらのマウスではオートファジーの基質である p62/SQSTM1 の蓄積がみられることからオートファジー活性が低下していると考えられる。さらに，剖検症例の解析からヒトの2型糖尿病患者の膵 β 細胞ではオートファジーの基質である p62 が蓄積していることから，オートファジー機能が低下していることも推察されている[2]。

われわれを含む複数のチームは，膵 β 細胞におけるオートファジーの生理的機能を明らかにすべく，rat insulin promoter-Cre（RIP-Cre）を用いて，膵 β 細胞特異的に Atg7 を欠損するマウスを作製した[1,3,4]。膵 β 細胞特異的 Atg7 欠損マウス（βAtg7-KO マウス）は，通常食条件下でブドウ糖応答性インスリン分泌の低下を伴った耐糖能異常を示した。βAtg7-KO マウスの膵島では，異常ミトコンドリアの蓄積に加えて，ブドウ糖応答性の ATP 産生の低下を認めたことから，ミトコンドリアのターンオーバーが低下したことによる劣化ミトコンドリアの蓄積が，βAtg7-KO マウスにおける β 細胞の機能低下の背景にあることが考えられた[1]。劣化ミトコンドリアは活性酸素種（ROS）を産出することが知られており，βAtg7-KO マウスに抗酸化剤である N-アセチルシステインを投与すると，オートファジー機能低下そのものの改善は認められないが，β 細胞における ROS の蓄積が軽減され，耐糖能低下が劇的に改善されることから，劣化ミトコンドリア由来の ROS が β 細胞機能低下に関与する可能性が示唆されている[4]。すなわち，正常な β 細胞機能の維持に劣化ミトコンドリアのオートファジーによる分解，すなわちマイトファジーが重要であることがわかる。βAtg7-KO マウスの膵組織では，オートファジー欠損マウス組織の共通の特徴として見出されている，p62 の蓄積とともにユビキチン-p62 陽性の凝集体が形成されていた。Komatsu ら[5]のグループはマウスの肝臓においてオートファジーに必須の遺伝子である Atg7 遺伝子を欠損させると良性の腫瘍を引き起こすこと，この腫瘍の増殖には p62 遺伝子を同時に欠損させることにより大幅に抑制されることを報告している。このことは p62 の蓄積が，オートファジー欠損により生じた肝臓における病態の主因であることを示している。われわれは最近膵 β 細胞特異的 p62 欠損マウスを用いて解析を行い，このマウスでは膵 β 細胞の形態に異常がなく，耐糖能も正常であることを見出した[6]。今後，βAtg7-KO マウスにおける p62 の蓄積が，膵 β 細胞における病態の主因であるかを明らかにするためには，p62 欠損マウスとの二重欠損マウスの解析

が必要であろう。

βAtg7-KO マウスに高脂肪食を負荷すると，高まるインスリン抵抗性に対する代償性の β 細胞増殖が認められないために，耐糖能がさらに悪化する。インスリン需要が高まった際の β 細胞増殖がオートファジー不全状態で何故阻害されるのかは，よく分かっていない[1]。2型糖尿病患者の膵 β 細胞において，オートファゴソームの数が増加するとの報告を認めるが[7]，これは，オートファジーの流れ（オートファジーフラックス）が低下している結果をみている可能性が高い[2]。単離膵島や β 細胞株を高グルコースとパルミチン酸存在下で刺激して糖尿病状態での糖・脂肪毒性を反映した際に，オートファゴソーム数の増加が観察されるが，これはリソソーム機能が低下したためにオートファジーの流れがブロックされた結果であることを，最近 Zummo ら[8]は報告した。機能が低下したリソソームは膜透過性が亢進し，その結果，リソソームから細胞質へと漏出したカテプシン D などのタンパク質分解酵素が β 細胞死の誘導を引き起こす。一方，糖尿病治療薬としてすでに臨床で用いられている，GLP-1 受容体作動薬の exendin-4 を投与すると，リソソーム機能が改善することにより，オートファジーの流れを上昇させ β 細胞死を阻止することが示された[8]。リソソーム生合成を統御するマスター制御因子として transcription factor EB（TFEB）が知られているが，糖・脂肪毒性は TFEB を介してリソソーム生合成を低下させているのではなく，糖・脂肪毒性存在下では，むしろ TFEB は核に移行することにより，リソソーム機能を維持しようとする代償機転が働いている[8]。

多くの哺乳類細胞では栄養飢餓時（空腹時）にはマクロオートファジーが誘導され，それにより供給されるアミノ酸により，栄養不足を回避するシステムがあると考えられている。しかし，膵 β 細胞で同様なシステムがあるか否かに関しては定まっていなかった。Goginashvili ら[9]は，膵 β 細胞では，栄養飢餓時にはプロテインキナーゼ D（PKD）の不活性化を介して，インスリン初期分泌顆粒がリソソームで分解されることを見出し，この機構を SINGD（starvation-induced nascent granule degradation）と名付けている。SINGD の活性化により，分解産物としてアミノ酸が増加するのでリソソーム膜で mTOR 活性が上昇し，それがオートファジーを阻害することによって，インスリン分泌が抑制される。この仕組みは，空腹時に膵 β 細胞からインスリン分泌が起こり低血糖になるのを抑制するのに役立っていると考えられ，また逆に，栄養飢餓時にオートファジーが抑制されている膵 β 細胞

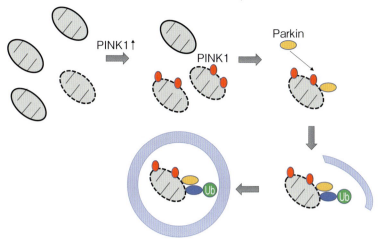

図1 PINK1/Parkin によるマイトファジーの制御機構
ミトコンドリアが膜電位を失うと，PINK1 が外膜に安定的に局在できるようになる。Parkin は PINK1 と結合し，傷害ミトコンドリアに集積する。ユビキチンリガーゼである Parkin は傷害ミトコンドリアにユビキチンを付与し，これを認識してマイトファジーが起こる。

では，SINGD の機構を用いることで栄養飢餓を乗り切ることができるとも捉えることができる。オートファジーは，一般には細胞内のタンパク質を非選択的に分解する経路と考えられており，前述のようにわれわれを含む研究グループが膵β細胞では低レベルの恒常的なオートファジーが起きていることを報告しているが，膵β細胞では食事前後で変化する誘導性の選択的オートファジーも存在するのかもしれない。

II．膵β細胞機能維持におけるマイトファジーの役割

マイトファジーは，選択的オートファジーの一つであり，傷害を受けたミトコンドリアを選択的に分解する経路である。Youle ら[10]は，HeLa 細胞などの培養細胞に CCCP（ミトコンドリアの膜電位を枯渇させる薬剤）を添加した際に，マイトファジーが惹起されることを見出した。さらにこの分子メカニズムが複数のグループにより解析され，以下のようなステップにより行われることが明らかにされている。ミトコンドリアが膜電位を失うと，PINK1 が外膜に安定的に局在するようになり，Parkin は PINK1 の局在依存的にミトコンドリアに集積する。E3 ユビキチンリガーゼである Parkin の集積により傷害ミトコンドリアにはユビキチンが付与される。このユビキチンが認識されてマイトファジーが起こる（図1）。Parkin や PINK1 に異常が生じると，前述の経路が破綻し，病的ミトコンドリアが残存することによって，疾患が発症するものと考えられている。

膵β細胞におけるマイトファジーの破綻が，糖尿病を引き起こすかに関する知見は限られている。膵β細胞特異的 p53 欠損マウスでは，ストレプトゾトシン投与時にコントロールマウスに比べてインスリン分泌や血糖値の改善が認められる。この効果は Parkin を同時に欠損させると観察できなくなることから，p53 によるマイトファジー傷害を抑制し，ミトコンドリアの機能を維持することが，糖尿病に対する新しい治療として期待できる[11]。

C-type lectin domain family 16 member A（Clec16a）は GWAS 解析により，1 型糖尿病を含む自己免疫性疾患の発症リスクに寄与することが示されていたが[12]，近年の解析により膵β細胞や小脳プルキンエ細胞においてマイトファジーおよびオートファジーの正常機能維持に関与する分子であることが報告された[13,14]。*Clec16a* を *Pdx1-Cre* を用いて膵臓特異的に欠損させると，構造の異常なミトコンドリアが蓄積し，ブドウ糖応答性のインスリン分泌低下を伴った耐糖能異常を呈した[13]。また，Clec16a のハエホモログである *ema* の変異体では p62 のターンオーバーが遅延し，マイトファジーが低下する[15]。重要なことに，ハエの *ema* 変異体の表現型をヒトあるいはマウスの Clec16a を用いてレスキューできることから，Clec16a のオートファゴソーム機能維持における重要性は種を超えて保存されていることが示唆された。Clec16a は，マイトファジー関連分子 Parkin の分解を調節する E3 ユビキチンライゲースである NRDP1 と結合することから，Clec16a は NRDP1/Parkin 経路を介してマイトファジーの調節にかかわることが想定されている[13]。

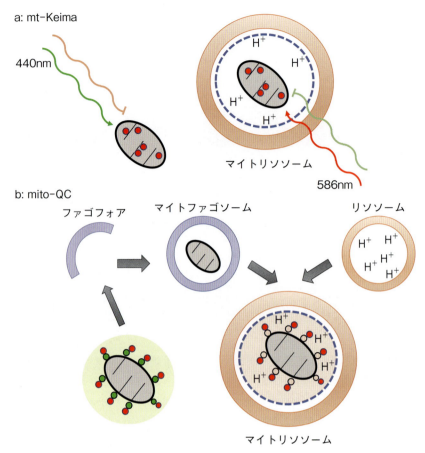

図2 マイトファジーレポータータンパク質
a：mt-Keima タンパク質はマイトファジーレポータータンパク質として用いられる。mt-Keima タンパク質はミトコンドリア局在シグナルペプチド配列を付加した Keima タンパク質である。Keima タンパク質は中性環境下では短波長側優勢で励起される一方（左図），酸性環境下では長波長側優勢で励起される（右図）。この二つの励起波長による画像データーから得られる Ratio 画像を観察すると，中性環境下では Ratio 値は低くなる一方で，酸性環境下では Ratio 値は高くなる。
b：mito-QC タンパク質はマイトファジーレポータータンパク質として用いられる。mito-QC タンパク質は mCherry および GFP にミトコンドリア外膜局在シグナルを連結させたものである。マイトファジーが起きていないとミトコンドリアは GFP と mCherry の両方が発現するため，それぞれの画像を合わせた際に，黄色いミトコンドリアとして検出される。一方，ミトコンドリアが pH の低いリソソームに取り込まれるとマイトファジーが生じ，GFP の蛍光は著しく減少する。mCherry は pH の影響を受けにくいため，それぞれの画像を合わせた際に，マイトファジーを起こしているミトコンドリアは赤色として検出される。

　マイトファジーはさまざまな生命現象にかかわっていると考えられるが，この解析を進めるにあたり，生理的な条件でマイトファジーをモニタリングできるマウスの開発が必要であった。ミトコンドリア局在シグナルを Keima タンパク質や，GFP-mCherry 融合タンパク質に付与し，マイトファジーを可視化できるマイトファジーレポーターマウスが開発されている（それぞれ mt-Keima マウス，mito-QC マウスとよばれる）[16,17]（図2）。mt-Keima タンパク質は2種類の蛍光ピークを発するタンパク質であり，1種類の蛍光波長のみが酸性環境で変化することを利用して，オートリソソーム（酸性環境）内のミトコンドリアを検出する。一方，mito-QC マウスでは GFP の蛍光は酸性環境で減弱するが，mCherry の蛍光は酸性環境の影響を受けないことを利用して，オートリソソーム内のミトコンドリアを検出する。このようなマイトファジーレポーターマウスを駆使することで，糖尿病などの病態モデルで膵 β 細胞でのマイトファジーの評価を行うことも可能となり，マイトファジーの病態時における挙動を明らかにできると考えられる。

おわりに

近年，哺乳類個体でのオートファジーやオートファジーフラックスを可視化するレポーターマウスが報告されている[16〜18]。これらのマウスで検出されたシグナルが選択的な分解によるものなのか，非選択的な分解によるものなのか，さらにはオートファジー非依存的なものであるかは，さまざまな方面から検討する必要がある。しかしながら，生理的条件下で，いつ，どこで，どのようなタイミングでオートファジーが起きているかを解析する強力なモデルになると期待できる。膵β細胞はインスリン顆粒，ミトコンドリアなどが多く存在することからかんがみると，代謝状態に応じて，膵β細胞ではこれらの細胞内小器官がオートファジーによりいかに制御されているのかを知ることは，オートファジーの破綻がどのように膵β細胞の機能不全を引き起こし，糖尿病を惹起するかを理解するうえでの一助になると考えられる。

参 考 文 献

1) Ebato C, Uchida T, Arakawa M, et al.：Autophagy is important in islet homeostasis and compensatory increase of beta cell mass in response to high-fat diet. Cell Metab **8**：325-332, 2008.

2) Abe H, Uchida T, Hara A, et al.：Exendin-4 improves β-cell function in autophagy-deficient β-cells. Endocrinology **154**：4512-4524, 2013.

3) Jung HS, Chung KW, Won Kim J, et al.：Loss of autophagy diminishes pancreatic beta cell mass and function with resultant hyperglycemia. Cell Metab **8**：318-324, 2008.

4) Wu JJ, Quijano C, Chen E, et al.：Mitochondrial dysfunction and oxidative stress mediate the physiological impairment induced by the disruption of autophagy. Aging（Albany NY）**1**：425-437, 2009.

5) Komatsu M, Waguri S, Koike M, et al.：Homeostatic levels of p62 control cytoplasmic inclusion body formation in autophagy-deficient mice. Cell **131**：1149-1163, 2007.

6) Honda A, Komiya K, Hara A, et al.：Normal pancreatic β-cell function in mice with RIP-Cre-mediated inactivation of p62/SQSTM1. Endocr J：2017〔Epub ahead of print〕.

7) Masini M, Bugliani M, Lupi R, et al.：Autophagy in human type 2 diabetes pancreatic beta cells. Diabetologia **52**：1083-1086, 2009.

8) Zummo FP, Cullen KS, Honkanen-Scott M, et al.：Glucagon-Like Peptide 1 Protects Pancreatic β-Cells From Death by Increasing Autophagic Flux and Restoring Lysosomal Function. Diabetes **66**：1272-1285, 2017.

9) Goginashvili A, Zhang Z, Erbs E, et al.：Insulin granules. Insulin secretory granules control autophagy in pancreatic β cells. Science **347**：878-882, 2015.

10) Youle RJ, Narendra DP：Mechanisms of mitophagy. Nat Rev Mol Cell Biol **12**：9-14, 2011.

11) Hoshino A, Ariyoshi M, Okawa Y, et al.：Inhibition of p53 preserves Parkin-mediated mitophagy and pancreatic β-cell function in diabetes. Proc Natl Acad Sci U S A **111**：3116-3121, 2014.

12) Hakonarson H, Grant SF, Bradfield JP, et al.：A genome-wide association study identifies KIAA0350 as a type 1 diabetes gene. Nature **448**：591-594, 2007.

13) Soleimanpour SA, Gupta A, Bakay M, et al.：The diabetes susceptibility gene Clec16a regulates mitophagy. Cell **157**：1577-1590, 2014.

14) Redmann V, Lamb CA, Hwang S, et al.：Clec16a is Critical for Autolysosome Function and Purkinje Cell Survival. Sci Rep **6**：23326, 2016.

15) Kim S, Naylor SA, DiAntonio A：Drosophila Golgi membrane protein Ema promotes autophagosomal growth and function. Proc Natl Acad Sci U S A **109**：E1072-E1081, 2012.

16) McWilliams TG, Prescott AR, Allen GF, et al.：mito-QC illuminates mitophagy and mitochondrial architecture in vivo. J Cell Biol **214**：333-345, 2016.

17) Sun N, Yun J, Liu J, et al.：Measuring In Vivo Mitophagy. Mol Cell **60**：685-696, 2015.

18) Kaizuka T, Morishita H, Hama Y, et al.：An Autophagic Flux Probe that Releases an Internal Control. Mol Cell **64**：835-849, 2016.

＊　　　＊　　　＊

胆と膵 35巻臨時増刊特大号

医学図書出版ホームページでも販売中
http://www.igakutosho.co.jp

膵炎大全
〜もう膵炎なんて怖くない〜

企画：伊藤 鉄英

巻頭言

Ⅰ．膵の発生と奇形
- 膵臓の発生と腹側・背側膵
- 膵の発生と形成異常―膵管癒合不全を中心に―
- 膵・胆管合流異常
- 先天性膵形成不全および後天性膵体尾部脂肪置換
- コラム①：異所性膵
- コラム②：膵動静脈奇形

Ⅱ．膵炎の概念と分類
- 急性膵炎発症のメカニズム
- 膵炎の疫学―全国調査より―
- 急性膵炎の診断基準、重症度判定、初期診療の留意点〜Pancreatitis bundles〜
- 急性膵炎の重症化機序
- 慢性膵炎臨床診断基準および早期慢性膵炎の概念
- 慢性膵炎に伴う線維化機構

Ⅲ．膵炎の診断
- 膵炎診断のための問診・理学的所見の取り方
- 膵炎診断のための生化学検査
- 急性膵炎/慢性膵炎診断のための画像診断の進め方
- 膵炎における膵内分泌機能検査
- 膵炎における膵外分泌機能検査

Ⅳ．膵炎の治療
- 急性膵炎に対する薬物療法
- 慢性膵炎の病態に応じた薬物治療と臨床的位置づけ
- 膵炎に対する手術適応と手技
- 重症急性膵炎に対する特殊治療―膵局所動注療法とCHDF
- 膵炎に対する内視鏡治療―経乳頭インターベンションからネクロゼクトミーまで
- 膵炎に対する生活指導および栄養療法
- 膵性糖尿病の病態と治療
- 膵石を伴う膵炎に対するESWL

Ⅴ．膵炎各論
- アルコール性膵炎
- 胆石性急性膵炎
- 遺伝性膵炎・家族性膵炎
- 薬剤性膵炎
- 高脂血症に伴う膵炎
- ERCP後膵炎
- 肝移植と急性膵炎
- ウイルス性急性膵炎
- 術後膵炎
- 高カルシウム血症に伴う膵炎
- 虚血性膵炎
- Groove膵炎
- 腫瘤形成性膵炎
- 腹部外傷による膵損傷（膵炎）
- 妊娠に関わる膵炎
- 膵腫瘍による閉塞性膵炎：急性膵炎は小膵癌や悪性膵管内乳頭粘液性腫瘍の診断契機か？
- 自己免疫性膵炎
- 炎症性腸疾患に伴う膵炎
- コラム③：膵性胸水・腹水
- コラム④：Hemosuccus pancreaticus
- コラム⑤：嚢胞性線維症に伴う膵障害

膵臓の発生から解剖、先天性異常から膵炎の概念、分類、様々な成因で惹起される膵炎のすべてを網羅した1冊！これを読めば「もう膵炎なんて怖くない！」

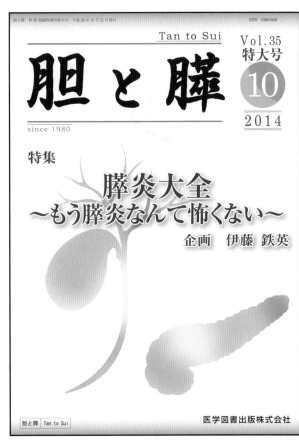

定価（本体 5,000円＋税）

✕ 研究 ✕

電気伝導方式 ESWL 機材を併用した内視鏡的膵石治療

佐貫　　毅[1]・大瀬　貴之[1]・吉江　智郎[1]・田中　克英[1]・佐々木綾香[1]
木下　雅登[1]・阿部　晶平[1]・二井　諒子[1]・三木　美香[1]・阿部　哲之[1]

要約：膵石症に対し，電気伝導方式 ESWL 単一機材を用いた治療を行った。対象は主膵管内膵石 18 例で，男性 16 例，女性 2 例，平均年齢は 55.3 歳であった。病因分類ではアルコール性が 17 例，特発性が 1 例であった。電気伝導方式 ESWL 機材を用い，全例で目標膵石の破砕に成功し，さらに内視鏡治療を併用することにより 16 例（88.9%）の症例で目標膵石の完全消失に成功した。合併症としては軽症急性膵炎を 1 例で認めたが，その他重大な合併症はみられなかった。電気伝導方式 ESWL 機材を用いた膵石治療は，現在保険認可されている電磁変換方式と比べて，治療成績や合併症の頻度に遜色はなく，膵石治療において有用と考える。

Key words：膵石，体外衝撃波結石破砕療法，電気伝導方式，内視鏡的膵石治療

はじめに

　膵石は慢性膵炎移行期〜非代償期に関連する症候の一つとして知られており，急性膵炎や頑固な慢性疼痛の原因となる。体外衝撃波結石破砕療法（extracorporeal shockwave lithotripsy：ESWL）を利用した膵石治療は，1987 年 Sauerbrush ら[1]により報告された。その後，Kerzel[2]，Neuhaus[3]らによっても報告された。本邦では 1991 年に大原ら[4]により報告され，その有用性から全国的に広く行われるようになっている。

　本邦における ESWL の使用目的は，尿管結石など泌尿器科領域治療を目的としたものが大半である。一方，ESWL の衝撃波発生装置は初期の水中スパーク方式の他，現在ではピエゾ圧電式，電磁誘導（変換）方式，水中スパーク方式を改良した電気伝導方式がある。しかしながら，2017 年現在，膵石治療に対する保険認可を取得しているのは，電磁誘導（変換）方式であり，電気伝導方式は膵石には認可されていない。今回，われわれは膵石に対し電気伝導方式による ESWL 装置を用い，内視鏡治療との併用による膵石治療を実施したので報告する。

I. 対　象

　2013 年 1 月から 2017 年 8 月までの 56 ヵ月間に，主膵管閉塞に伴う症状を有し，完成された非代償期を除く慢性膵炎症例で主膵管内膵石症例 18 例を対象とした。性別は男性 16 例，女性 2 例，平均年齢は 55.3 歳（37〜76 歳）で，病因分類ではアルコール性が 17 例，特発性が 1 例であった。治療目標結石個数は平均で 1.4 ±0.70 個であり，13 例（72%）で 1 個であったが，2 個存在したものが 3 例，3 個存在したものが 2 例であった。治療の対象となった最大平均結石径は平均で 10.7 ±6.9 mm，中央値で 8.5 mm（3〜28 mm）であった。主膵管内膵石の存在部位は，体部の 1 例を除き 17 例（94%）で膵頭部に存在していた。また 16 例（89%）で膵石より尾側主膵管が 5 mm 以上に拡張していた。膵石は全例 CT 横断像で確認可能な石灰化結石であった。1 例では乳頭部近くに嵌頓した主膵管内膵石に伴い，感染性膵仮性嚢胞をきたしており，ESWL 治療前に超音波内視鏡下膵仮性嚢胞ドレナージを要した。

The Endoscopic Treatment of Pancreatic Duct Stone with Electro-Conductive Type Extracorporeal Shock-Wave Lithotripsy

Tsuyoshi Sanuki et al

1) 北播磨総合医療センター消化器内科（〒675-1392 小野市市場町 926-250）

論文採択日　2018 年 1 月 15 日

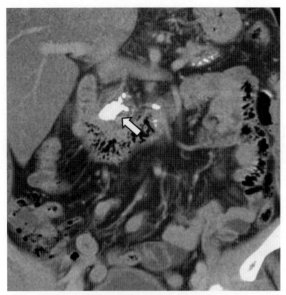

図1 66歳男性：アルコール性慢性膵炎
膵頭部，乳頭近傍の膵頭部主膵管内に長径28 mmの巨大な膵石が嵌頓している（矢印）。

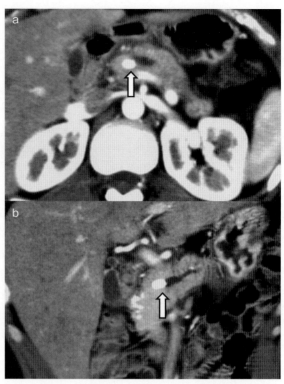

図2 37歳男性：アルコール性慢性膵炎
a：CT-axial像，b：CT-Coronal像
膵頭体移行部主膵管内に膵石（矢印）が嵌頓し，尾側膵管は拡張している。明らかな膵癌合併はみられない。

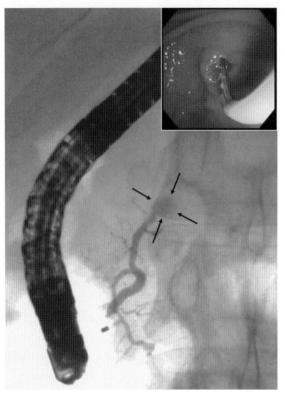

図3 図2の症例
膵管造影では膵石（矢印）が膵頭部主膵管に完全嵌頓し，尾側膵管は造影されなかった。右上写真に示すように膵管口切開を施行した。

Ⅱ．方　　法

ESWLによる結石破砕は，電気伝導方式による

ESWL装置（EDAP TMS社製 Sonolith i-sys, Vaulx-en-Velin, France）を用いて実施した。膵石を約5 mm大程度まで破砕した後，内視鏡的膵石除去術を実施した。治療前に，血液検査で血清膵特異的酵素逸脱の有無，画像検査では腹部造影CT，MRCP，超音波内視鏡検査（EUS）などを実施し，膵管内膵石の存在部位，大きさ，尾側膵管拡張の有無，診断時点での膵癌合併の除外などを実施した（図1,2）。患者および家族に内視鏡およびESWL治療を行うにあたって，考えうる合併症，予想される治療経過などを含めて十分なインフォームド・コンセントを行った。電気伝導方式ESWL機材を用いた治療に関しては，院内倫理委員会で承認を得た。ERCPを含む入院診療費用について健康保険によるものとしたが，ESWL治療にかかわる部分は病院負担とした。

ESWL治療は入院管理下で実施した。初回のESWL治療に先行し，全例で内視鏡的逆行性膵管胆管造影（ERCP）で膵管造影を実施した。結石が主膵管内に存在していることを確認した後，破砕した結石片の乳頭括約筋部での嵌頓を避けること，また膵管に対してより容易なアプローチを行うことを目的に内視鏡的膵管口括約筋切開術（EPST）を実施した（図3）。同様に

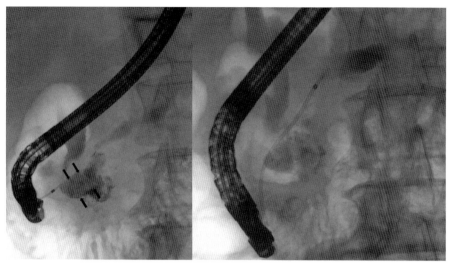

図4 図1の症例
膵管造影で膵頭部主膵管内に巨大な膵石が存在している（図4a：矢印）。尾側膵管は造影可能でガイドワイヤーも通過したため，膵管ステント（5 Fr）を留置した（図4b）。

ESWLによる結石破砕片の嵌頓を避けるため，結石より尾側膵管に対し可及的に内視鏡的経鼻膵管ドレナージ（ENPD）チューブの留置や内視鏡的膵管ステント（EPS）の留置を行った（図4）。

ERCP時に使用した処置具は造影カテーテル：MTW catheter（MTW Endoskopie, Wesel, Germany），ガイドワイヤー：Cheer Leader 0.025 inch.（Tri-Med，大阪），パピロトーム：CleverCut KD-V411M-0730（オリンパス社，東京），ENPD：5 Fr逆α型 PD5F250C23（ガデリウス・メディカル社，東京），EPS：Geenen type 5 Frまたは7 Fr，フラップ間長-5 cm/7 cm/9 cm（Cook社, Indiana, USA）であった。主膵管狭窄例に対してはバルーン拡張術やブジーカテーテル拡張術を併用した。

ESWL当日は，リンゲル液で血管確保を行い，血圧/脈拍測定および経皮的酸素飽和度測定センサーを装着した。ESWL治療に伴う疼痛対策として，治療開始15分前にペンタゾシン15 mgを静脈内投与した。体位は腹臥位を基本とし，必要に応じて背臥位や斜位を併用した。

今回治療対象となった膵石は全例石灰化結石であり，機材に装着されているX線透視装置を用いて3次元的に焦点設定を行った。出力設定は衝撃波発生による疼痛自覚をモニタリングしながら，尿路結石破砕に準拠し，123.6 MPa（機器表示：70%）～125.4 MPa（同：80%）で設定した。衝撃波発生周波数は1.0～1.5 Hz，1回の治療あたり2,500～3,500発を実施した。なおX線透視装置で約500発ごとに焦点位置の再設定を行った。治療に伴う疼痛が強い場合は，パワーを減弱（使用最小値120.0 MPa，機器表示50%）または周波数を減少させること（使用最小値1.0 Hz）で対応した。

ESWL後は絶食とし飲水のみ許可した。持続点滴として，ウリナスタチン5万単位およびスルバクタム/セフォペラゾン1 gを治療直後と翌日朝に投与した。自覚症状や理学所見の変化に注意し，翌日の朝に実施した血液検査で急性膵炎などの合併症がないことを確認した後，昼食より脂肪制限食を再開した。

ESWL治療を4～7日ごとに，2～3回実施し，X線透視装置やCTを用いて，破砕状況を確認した後，再度ERCPを実施した。バスケットカテーテルやバルーンカテーテルを用いた内視鏡的結石除去術は実施せず，目的とする膵石を跨ぐ形で膵管ステントを留置し，破砕片が約5 mm以下になるまでESWL治療を繰り返した。腹部CTおよびERCPで目的とする膵石が消失したことを確認し，膵管ステントを抜去した（図5）。

退院後は外来で経過観察し，治療終了6ヵ月後に腹部CTを実施し，残石や再発の有無を確認した。以後は症状にかかわらず6ヵ月ごとに腹部CTを実施し，画像上再発の有無を確認した（図6）。

III. 結　果

2013年1月から2017年8月までの56ヵ月間に，主膵管閉塞に伴う症状を有し，非代償期を除く慢性膵炎で主膵管または副膵管内膵石の18例に対し，電気伝導方式による衝撃波発生装置を用いてESWL併用・内視鏡的膵石除去術を実施した。

治療開始からの平均観察期間は641.5日±674.5

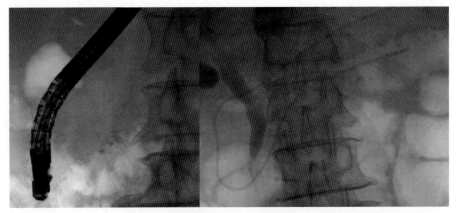

図5 図1の症例
a：ESWL 2回施行後。主膵管内の膵石は消失し，分枝膵管に破砕片が残存するのみとなっている。膵管ステントを留置し，退院とした。
b：ESWL 施行2ヵ月後。残存していた分枝膵管内の膵石も消失している。3日間 ENPD を留置し抜去した。

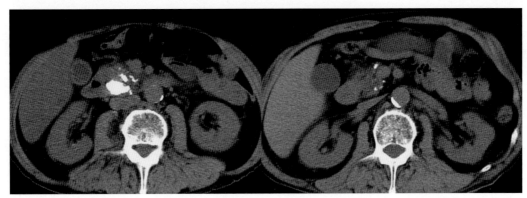

図6 図1の症例
ESWL 併用内視鏡治療前後の比較。aは治療前，bは治療終了6ヵ月後の腹部単純CTであるが，主膵管内の膵石は治療により消失している。

（79～1,703日）であり，このうち17例で181日以上の追跡管理が可能であった。以下に治療成績と偶発症を示す。短期治療成績は治療開始から180日以内，長期治療成績は治療開始から181日以後とした。

1．短期治療成績

18例全例（100％）で目的とする膵石の破砕に成功した。さらに内視鏡治療を併用することにより16例（88.9％）の症例で目標膵石の完全消失に成功した。完全消失・破砕に至るまで要したESWL 平均回数は5.4±5.9回，中央値で3.5回（1～22回）であった。治療前に認めていた疼痛は全例で消失し，治療開始から180日以内に疼痛再燃をきたした例は認めなかった。

2．長期治療成績

複数回の鎮痛薬投与を必要とする疼痛再燃例は認めなかった。18例中2例（11.1％）で急性膵炎再燃を認めたが，1例は前日に大量飲酒をしており膵石再発によるものではなかったが，もう1例は膵石再発によるものであった。さらに症状を伴わない主膵管内膵石再発を7例で認め，すべて飲酒継続例であった。大量飲酒継続例の1例では，慢性膵炎増悪によると思われる門脈血栓症を認めた。全例で内視鏡的膵管口切開術を実施したが，胆道結石新生，急性胆管炎や急性胆囊炎などの胆道疾患を生じた例はなかった。

治療前の主膵管径の平均値は7.2±4.0 mm あったが，治療終了後には5.0±2.2 mm と改善傾向を認めたが有意差はみられなかった（t値＝0.052，$P>0.05$）。

3．偶発症

ESWL 後，18例中1例（5.6％）で急性膵炎を生じたが，軽症であり2日間の保存的加療と絶食ですみやかに改善した。2例（11.1％）で腹痛を伴わない高膵酵素血症を認めたが，CTでは急性膵炎の所見を認めなかった。これら2例では，初回ESWL 前のERCPで，膵石が主膵管に完全嵌頓しており，ガイドワイヤーの通過が不可能であった。初回ERCP時にEPSやENBD

が施行可能であった症例では，急性膵炎や高膵酵素血症などの偶発症は生じなかった。

ERCP関連手技では急性膵炎を発症した症例は認めなかった。1例で膵管ステントを抜去するときに尾側膵管側のフラップ部分で断裂し，先端が膵管内に遺残したが，胆管用生検鉗子を用いてすみやかに抜去した。その他，特記すべき治療関連偶発症は生じなかった。

IV. 考 察

日本消化器病学会監修の「慢性膵炎・診療ガイドライン2015」[5]において，膵石に対する体外衝撃波結石破砕療法（ESWL）を含む内視鏡的治療は，慢性膵炎の腹痛に対して短期的に極めて有効であり，長期的にも有効性を示すため実施することが提案されている（推奨の強さ2，エビデンスレベルB）。ESWLを利用した膵石治療は，前述のように1987年Sauerbrushらにより報告されたものが最初であり，その後は海外や本邦から少数例の報告が多かったが，2005年にInuiら[6]により報告された多施設555例の症例数を集積した成績では，結石破砕効果92.6％，結石消失率72.6％，症状改善率は91.9％と非常に良好な成績であった。辻ら[7]225例の単施設での報告でもInuiらと同様に排石率は72％であるものの除痛率は97％であり，とくに症状を緩和する効果が大きいことが判明している。最近，報告された3,189例のメタ解析においても，52.7％の患者で完全な除痛が得られ，70.69％の患者で膵管内結石の除石が得られたとされている[8]。

厚生労働省難治性膵疾患調査研究班・日本膵臓学会監修の「膵石症の内視鏡治療ガイドライン2014」において，ESWLと内視鏡を併用した治療は膵石症の腹痛に対して短期的には極めて有効である（推奨度B）とされ，長期的にも有効の可能性がある（推奨度B）とされている[9]。今回はEDAP TMS社製 電気伝導方式の単一機材を用いて，ESWL・内視鏡を併用した膵石治療の成績を報告したところ，目標とする膵石の破砕は全例で得られ，最大の治療目的である自覚症状は消失した。全例で内視鏡治療（内視鏡的膵管口括約筋切開術や内視鏡的膵管ステント留置術など）を併用することで目標膵石の完全除去に成功した。「膵石症の内視鏡治療ガイドライン2014」では破砕片を3mm以下にすることを推奨されており，可及的に破砕片の最小化をめざしたが，入院期間が長期化することもあり，目安として少なくとも5mm以下に破砕することを目標とした。ESWLにより破砕した膵石破砕片の除去について，今回はX線透視で明確な破砕が確認された段

階で，膵管ステント（5 Frまたは7 Fr）を約2ヵ月間，目標結石に対し跨ぐ形態で留置するのみとしたが，最終的にバスケットカテーテルやバルーンカテーテルによる結石除去術を施行することなく消失が得られた。

ESWLにおける衝撃波発生装置には初期の水中放電方式のほか，現在ではピエゾ圧電方式，電磁誘導（変換）方式，水中放電方式を改良した電気伝導方式がある。現在，本邦で使用されている電磁誘導方式の代表的な2機材との比較を示す（表1）。電気伝導方式電極は高伝導液中で放電する構造で，水中放電による高エネルギー発生効率に加え，ピエゾ圧電式のように細かい破砕効果が得られるという報告がある[10]。電磁誘導（変換）方式などと比較し，焦点部位におけるエネルギーが大きく，反して焦点領域は小さいという特徴があり，焦点部位以外である周囲臓器への悪影響が少ないとされている。

MPa（メガパスカル）で示される絶対的エネルギーは電磁誘導（変換）方式に比べて電気伝導方式のほうが高く（最大焦点圧力；電磁誘導方式 Dornier Gemini 90 MPa，電気伝導方式 EDAP Sonolith i-sys 129 MPa），また焦点領域が狭いため，焦点を目標結石に対し正確に合わせる必要がある。

尿管結石治療など泌尿器科領域において，電気伝導方式機材は電磁誘導（変換）方式機材と比較し，とくに7 mm以下の結石で高い消失率と低い再治療率が得られ，治療に伴う鎮痛剤の使用量も差がなかったという報告もある[11]。田中ら[12]は膵石症治療に対するESWL機材について，従来の電極（水中）放電方式より電磁誘導（変換）方式のほうが，より結石を細かく破砕できたと報告しているが，今回水中放電方式を発展させた電気伝導方式機材を用いたESWL治療において，すべての症例で内視鏡的切石術を併用することなく目標膵石は消失しており，電気伝導方式ESWL機材においても膵石の微細片化が可能であったと考える。

ESWLによる膵石治療の偶発症発生率は3〜18％と報告されており，急性膵炎，胆道感染症，血尿，肝被膜下血腫，腰痛などが知られている[1,13,14]。Inuiら[6]555例の報告で，急性膵炎は6.1％と報告されている。電気伝導方式機材は電磁変換方式と比較し，焦点圧力が高出力とされているが，急性膵炎は1例（5.6％）であり，既報と明らかな差はなかった。初回ESWL翌日に高アミラーゼ血症が出現した2例（11.1％）を含めて，これら3例はESWL前に目標膵石をガイドワイヤーが通過せず，治療前に尾側膵管のドレナージが不可能な症例であり，ESWL衝撃波発生装置の違いが原因ではないと考えられた。

表 1

	EDAP TMS i-sys	Storz MODULITH SLX-F2	Dornier Gemini
衝撃波発生方式	電気伝導方式（水中放電方式）	電磁誘導方式	電磁誘導方式
衝撃波集束方式	回転楕円体	パラボラ型反射体	凸型音響レンズ
焦点深度	170 mm	165 mm	150 mm
皮膚侵入面積（深度 5 cm）	55 cm^2	55 cm^2	32 cm^2
皮膚侵入面積（深度 10 cm）	221 cm^2	221 cm^2	133 cm^2
衝撃波焦点圧力調整範囲	129 MPa	5〜100 MPa	28.8〜99.1 MPa
皮下出血	ほとんどなし	ほとんどなし	多少あり
衝撃波エネルギー設定レベル数	100 段階	26 段階	15 段階
焦点領域サイズ	3.5×2.6×35 mm	φ 6×28 mm	φ 4×45 mm
衝撃波ヘッド密着圧力調整	無段階（デッドマン式）	可能（9 段階）	可能（8 段階）
衝撃波照射角度調整	可能（1 方向のみ：0°〜50°）	不可（下方，0°のみ）	可能（左右両側，±45°）
衝撃波ヘッド寿命	100 万発	100 万発	100 万発
X 線 C アーム位置決め方法	電動 2 軸交差方式	電動 2 軸交差方式	電動 2 軸交差方式
C アーム透視角度	（−23°〜+23°，−10°〜+27°）	（0°または30°）	（−30°〜+30°）
結石位置の初期自動位置決め	可能	可能	可能
X 線による同軸位置決め	不可	可能	不可
超音波による同軸位置決め	不可	可能（オプション）	不可
I.I サイズ	12 インチ	9 インチ（12 インチオプション）	12 インチ（16 インチオプション）
X 線 C アーム I.I の回転方向/角度	体軸頭尾 2 方向（電動）	体軸周囲方向	頭尾方向

医学中央雑誌で「膵石」，「電気伝導方式」，「ESWL」で検索すると，当施設からの会議録以外に報告はなかった。また PubMed で "pancreatic stone" または "pancreatolithiasis"，"electroconductive" で検索すると，韓国からの報告[15]のみであった。本文は韓国語のため詳細は不明であるが，英文抄録では完全・部分砕石率は合計で 90％であり，一方で合併症は軽症膵炎を 4.3％に認めたのみと記載されており，われわれの報告と差はないと考える。

一方で飲酒継続例を中心に，結石再発や急性膵炎再燃例が存在したことから，厳格な禁酒や生活指導が重要である。

V. 結　語

電気伝導方式による ESWL 装置を用いた内視鏡併用膵石除去術を施行したところ，自覚症状消失率，目標膵石破砕率・消失率，合併症の頻度において，他の方式による ESWL 装置と比較して遜色ない結果が得られた。電気伝導方式による ESWL 装置は膵石治療に対して有用である。

参 考 文 献

1) Sauerbrush T, Holl J, Sackmann M, et al.: Disintegration of a pancreatic duct stone with extracorporeal shock waves in a patient with chronic pancreatitis. Endoscopy 19：207-208, 1987.

2) Kerzel W, Ell C, Schneider T, et al.: Extracorporeal Piezoelectric shockwave lithotripsy of multiple pancreatic duct stones under ultrasonographic control. Endoscopy 21：229-231, 1989.

3) Neuhaus H: Fragmentation of pancreatic stones by extracorporeal shock wave lithotripsy. Endoscopy 23：161-165, 1991.

4) 大原弘隆，後藤和夫，野口良樹，ほか：膵石症に対する体外衝撃波結石破砕療法（ESWL）の基礎的，臨床的検討. 日消誌 88：2861-2870, 1991.

5) 日本消化器病学会編：慢性膵炎　診療ガイドライン 2015　改訂第 2 版. 南江堂, 2015.

6) Inui K, Tazuma S, Yamaguchi T, et al.: Treatment of pancreatic stones with extracorporeal shock wave lithotripsy：Results of a multicenter survey. Pancreas 30：26-30, 2005.

7) 辻　忠男，白鳥敬子，加藤まゆみ，ほか：当院での慢性膵炎・膵石症 225 例に対する治療の現状と予後の検討. 膵臓 24：62-73, 2009.

8) Moole H, Jaeger A, Bechtold ML, et al.: Success of extracorporeal shock wave lithotripsy in chronic cal-

cific pancreatitis management：A meta-analysis and systematic review. Pancreas **45**：651-658, 2016.

9) 膵石症の内視鏡治療ガイドライン 2014. 膵臓 **29**：123-148, 2014.

10) Flam TA, Bourlion M, Thiounn N, et al.：Electroconductive lithotripsy：principles, experimental data, and first clinical results of the Sonolith 4000. J Endourol **8**：249-255, 1994.

11) Pemberton RJ, Tolley DA：Comparison of a new-generation electroconductive spark lithotripter and the Dornier Compact Delta for ureteral calculi in a Quaternary referral center. J Endourol **20**：732-736, 2006.

12) 田中聖人, 中島正継, 安田健治朗, ほか：膵石除去療法における第一選択としての内視鏡的膵管切石術—

Endoscopical Pancreatic Duct Lithotripsy：EPDL—. 胆と膵 **26**：911-918, 2005.

13) Kozarek RA, Brandabur JJ, Ball TJ, et al.：Clinical outcomes in patients who undergo extracorporeal shock wave lithotripsy for chronic calcific pancreatitis. Gastrointest Endosc **56**：496-500, 2002.

14) Nakagawa Y, Abe T, Uchida M, et al.：Hemorrhagic pseudoaneurysm in a pancreatic pseudocyst after extracorporeal shock wave lithotripsy for pancreatolithiasis. Endoscopy **43**：E310-E311, 2011.

15) Lee BU, Kim MH, Choi JH. et al.：Safety and effectiveness of successive extracorporeal shock wave lithotripsy for pancreatolithiasis under intravenous bolus pethidine administration alone. Korean J Gastroenterol **63**：231-238, 2014.

* * *

編集後記

　今回の特集では胆膵疾患におけるオートファジーの関わりについて取り上げました。オートファジーは東京工業大学の大隅良典栄誉教授が2016年にノーベル医学生理学賞を受賞され，一躍有名になった生理学的メカニズムです。胆膵疾患におけるオートファジー研究も年々増加し，炎症や癌に対する治療のターゲットとして期待されています。

　オートファジーとは，飢餓状態などのストレス時に細胞の恒常性を保つために，自身のタンパク質や細胞内成分をリソソームで分解し，再利用するシステムのことです。近年ではオートファジーの異常が発癌，炎症，変性疾患，自己免疫性疾患，糖尿病などに寄与することが明らかになってきました。まだオートファジーについて馴染みがなかった頃，膵星細胞の貪食作用についての私どもの論文が掲載された2005年のGastroenterologyの同じ号に，熊本大学から"Autophagic cell death of pancreatic acinar cells in serine protease inhibitor Kasal type 3-deficient mice"という論文がでて，非常に興味を持った記憶があります。膵炎の発症は異所性トリプシノーゲン活性化から始まり，オートファジー不全が膵炎の発症に関与することが様々な遺伝子改変モデルを用いた研究から解明されつつあります。オートファジー研究の進歩により，難治性の膵胆道疾患の病態解明と新規治療法の開発に期待したいと思います。

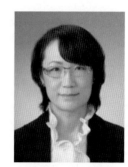

清水　京子

●広告掲載主一覧（五十音順）

寿製薬㈱……………………目次裏	ゼオンメディカル㈱…………目次下	ゼリア新薬工業㈱………………中付
大鵬薬品工業………………中付	ノバルティスファーマ㈱………中付	

編集委員長	田中　雅夫	
編集委員	乾　和郎・宮崎　勝・福嶋　敬宜・村上　康二・伊佐山浩通・糸井　隆夫・古瀬　純司	
	山口　武人・高折　恭一・伊藤　鉄英・遠藤　格・神澤　輝実・杉山　政則・海野　倫明	
	山上　裕機・清水　京子	
編集顧問	中村　耕三・細田　四郎・竹内　正・斎藤　洋一・鈴木　範美・中澤　三郎・藤田　力也	
	川原田嘉文・高崎　健・税所　宏光・大井　至・野田　愛司・渡辺伸一郎・有山　襄	
	跡見　裕・武田　和憲・安田　秀喜・高田　忠敬・竜　崇正・安藤　久實・白鳥　敬子	
	渡邊　五朗・天野　穂高	

胆と膵　　© 2018

平成30年2月　Vol. 39／No. 2
（毎月1回15日発行）
定価（本体2,900円＋税）
臨時増刊特大号　定価（本体5,000円＋税）
年間購読料（本体39,800円＋税）
（年間13冊分）
ISBN 978-4-86517-257-7 C3047

発　行　日　平成30年2月15日
編集責任者　田中雅夫
発　行　者　鈴木文治
発　行　所　〒113-0033 東京都文京区本郷 2-29-8　大田ビル
医学図書出版株式会社
電話（03）3811-8210（代）　　FAX（03）3811-8236
E-mail：tantosui@igakutosho.co.jp
振替口座　00130-6-132204

・広告掲載のお申込みについては，出入りの代理店にお申付け下さい。
・Published by IGAKU TOSHO SHUPPAN Co. Ltd. 2-29-8 Ohta Bldg. Hongo Bunkyo-ku, Tokyo © 2018, Printed in Japan.
・本誌に掲載された著作物の複写・転載およびデータベースへの取り込みおよび送信に関する許諾権は医学図書出版株式会社が保有しています。
・JCOPY〈（社）出版者著作権管理機構 委託出版物〉
・本誌の無断複写は著作権法上での例外を除き禁じられています。複写される場合は，その都度事前に（社）出版者著作権管理機構（電話 03-3513-6969，e-mail：info@jcopy.or.jp）の許諾を得てください。

胆と膵

次号予告
Vol.39 No.3
（2018年3月15日発売予定）

特集　胆嚢癌
―術前診断に応じた治療を再考する―
（企画：海野　倫明）

はじめに―序文―	海野　倫明
胆嚢癌の疫学	遠藤　格
胆嚢癌のリスクファクター	神澤　輝実
胆嚢癌の画像診断と病理	鬼島　宏

胆嚢癌の鑑別診断と進展度診断

（体外）超音波検査	岡庭　信司
超音波内視鏡	菅野　敦
CT	蒲田　敏文
MRI	吉満　研吾
PET 診断	村上　康二

胆嚢癌の術前診断に応じた治療方針

T1 胆嚢癌	堀口　明彦
T2 胆嚢癌	若井　俊文
T3 胆嚢癌	清水　泰博
T4 胆嚢癌	平野　聡
リンパ節転移陽性と診断した胆嚢癌	小林　省吾
切除後に判明した偶発胆嚢癌	味木　徹夫
コンバージョン切除	大塚　将之
切除不能胆嚢癌の化学療法	大川　伸一

◆ 今後の特集予定 ◆

Vol.39 No.4　　Precision medicine をめざした胆道・膵悪性腫瘍ゲノム医療の最前線
　　　　　　　（企画：山口 武人）

Vol.39 No.5　　胆道・膵疾患術後の晩期障害（企画：遠藤 格）

胆と膵
バックナンバーのご案内

バックナンバーを御希望の際は，最寄りの医書店もしくは弊社営業部へご注文下さい。

●お申し込み

医学図書出版株式会社

〒 113-0033

東京都文京区本郷 2-29-8　大田ビル

TEL：03-3811-8210

E-mail：info@igakutosho.co.jp（営業部）

URL：http://www.igakutosho.co.jp/

※掲載以前のものをお探しの場合は直接お問い合わせ下さい。

Vol.39 No.1　2018 年 1 月号

●新春特別企画
—平成 30 年—　胆・膵領域はこう展開する
　　　　　　　　　　　　　　　胆と膵編集委員会編

●連載
ちょっと気になる胆・膵画像—ティーチングファイルから—
第 37 回　膵管狭窄を合併したセロトニン陽性膵神経内分泌腫瘍の 1 例
　　　　　　　　　　　　　　　松浦　智徳ほか

特集：これだけは知っておきたい膵外傷のマネージメント
　　　　　　　　　　　　　　　企画：杉山　政則

膵外傷の機序と病態
　　　　　　　　　　　　　　　加地　正人ほか

膵外傷の診療体系
　　　　　　　　　　　　　　　船曳　知弘

膵損傷の CT 診断
　　　　　　　　　　　　　　　池田　慎平ほか

膵外傷の MRI/MRCP 診断
　　　　　　　　　　　　　　　小澤　瑞生ほか

膵外傷の ERCP 診断
　　　　　　　　　　　　　　　栗栖　　茂

膵外傷の EUS 診断
　　　　　　　　　　　　　　　杉山　政則ほか

膵外傷の治療体系
　　　　　　　　　　　　　　　若狭　悠介ほか

膵外傷に対する膵縫合，ドレナージ術
　　　　　　　　　　　　　　　安藤　恭久ほか

膵外傷に対する膵分節切除再建手術
　—Letton-Wilson 法，Bracey 法
　　　　　　　　　　　　　　　村上　壮一ほか

膵外傷に対する膵切除術
　　　　　　　　　　　　　　　小林慎二郎ほか

膵外傷に対する内視鏡治療
　　　　　　　　　　　　　　　松波　幸寿ほか

膵損傷に対する IVR
　　　　　　　　　　　　　　　三浦　剛史ほか

ダメージコントロールサージェリー
　　　　　　　　　　　　　　　久志本成樹ほか

●話題
胆膵疾患の内視鏡治療—歴史編—
　　　　　　　　　　　　　　　藤田　力也

胆膵疾患の内視鏡治療—現状と将来—
　　　　　　　　　　　　　　　河本　博文

Vol.38 No.12　2017 年 12 月号

特集：膵神経内分泌腫瘍診療の最前線
　　　　　　　　　　　　　　　企画：伊藤　鉄英

膵神経内分泌腫瘍の新たな病理組織分類　WHO 2017
　　　　　　　　　　　　　　　笹野　公伸ほか

膵神経内分泌腫瘍（PanNEN）における予後・治療効果予測
　—TNM 分類を含めて—
　　　　　　　　　　　　　　　長村　義之

コラム①：膵神経内分泌腫瘍の全ゲノム解析
　　　　　　　　　　　　　　　河邉　　顕

新規がん抑制遺伝子 PHLDA3 は膵神経内分泌腫瘍攻略における
　もっとも重要な分子の一つである
　　　　　　　　　　　　　　　友杉　充宏ほか

膵神経内分泌腫瘍と遺伝性疾患
　　　　　　　　　　　　　　　櫻井　晃洋

機能性膵神経内分泌腫瘍の存在診断・局在診断
　　　　　　　　　　　　　　　植田圭二郎ほか

膵神経内分泌腫瘍に対する ^{111}In ペンテトレオチドを用いた
　ソマトスタチン受容体シンチグラフィー（SRS）の有用性と
　今後の展開
　　　　　　　　　　　　　　　小林　規俊ほか

膵神経内分泌腫瘍に対する ^{68}Ga DOTATOC の有用性と
　今後の展開
　　　　　　　　　　　　　　　中本　隆介ほか

膵神経内分泌腫瘍に対する外科治療
　　　　　　　　　　　　　　　中島　陽平ほか

進行性膵神経内分泌腫瘍に対するランレオチドの有用性
　　　　　　　　　　　　　　　伊藤　鉄英ほか

切除不能高分化型膵神経内分泌腫瘍（NET G1/G2/G3）
　に対する薬物療法—新しい WHO 分類 2017 をふまえて—
　　　　　　　　　　　　　　　森実　千種ほか

切除不能低分化型膵神経内分泌癌（panNEC-G3）の
　特徴と薬物療法
　　　　　　　　　　　　　　　栗田　裕介ほか

膵神経内分泌腫瘍に対する Peptide Receptor Radionuclide
　Therapy（PRRT）
　　　　　　　　　　　　　　　絹谷　清剛

コラム②：膵神経内分泌腫瘍と国際神経内分泌腫瘍連盟
　（International Neuroendocrine Cancer Alliance：INCA）
　　　　　　　　　　　　　　　眞島　喜幸

コラム③：Global ReGISTry NETwork の構築と今後の展望
　　　　　　　　　　　　　　　阪峯　基広

●連載
その「世界」の描き方＜第 11 回＞
　早期の癌に挑む—髙木　國夫先生—
　　　　　　　　　　　　　　　福嶋　敬宜

●症例
残胃血流評価として術中 ICG 蛍光造影が有用であった
　幽門側胃切除術後膵体尾部切除の 1 例
　　　　　　　　　　　　　　　市川　洋平ほか

Vol.38 No.11　2017 年 11 月号

特集：局所進行膵癌の治療限界に挑む
　　　　　　　　　　　　　　　企画：山上　裕機

序文
　　　　　　　　　　　　　　　山上　裕機

膵癌取扱い規約第 7 版における切除可能性分類
　　　　　　　　　　　　　　　加藤　弘幸ほか

局所進行切除不能膵癌の conversion surgery へのタイミング
　　　　　　　　　　　　　　　里井　壯平ほか

局所進行膵癌の術前治療後の画像診断
　　　　　　　　　　　　　　　小川　浩ほか

局所進行膵癌に対する術前化学療法の組織学的効果判定
　　　　　　　　　　　　　　　全　　陽

局所進行膵癌に対する門脈合併切除
　　　　　　　　　　　　　　　祐川　健太ほか

局所進行膵癌に対する mesenteric approach
　　　　　　　　　　　　　　　廣野　誠子ほか

局所進行膵癌に対する肝動脈合併膵切除の治療成績
　　　　　　　　　　　　　　　天野　良亮ほか

局所進行膵体部癌に対する腹腔動脈合併尾側膵切除の治療成績
　　　　　　　　　　　　　　　中村　透ほか

腹腔動脈合併膵体尾部切除術の合併症対策
　　　　　　　　　　　　　　　岡田　健一ほか

局所進行切除不能膵癌に対する化学療法
　　　　　　　　　　　　　　　古瀬　純司

局所進行切除不能膵癌に対する化学放射線療法
　　　　　　　　　　　　　　　井岡　達也ほか

局所進行切除不能膵癌に対する強度変調放射線療法（IMRT）を
　用いた化学放射線治療
　　　　　　　　　　　　　　　後藤　容子ほか

局所進行膵癌に対する重粒子線治療
　　　　　　　　　　　　　　　山田　滋ほか

局所進行切除不能膵癌に対するナノナイフ治療
　　　　　　　　　　　　　　　森安　史典ほか

●症例
超音波内視鏡により乳頭括約筋機能障害が疑われた
　胆嚢摘出後症候群の 1 例
　　　　　　　　　　　　　　　福岡　英志ほか

●症例
膵頭十二指腸切除後の難治性腹腔内出血に対する
　一期的膵吻合再建の経験
　　　　　　　　　　　　　　　梁　英樹ほか

Vol.38 臨時増刊特大号　2017 年 10 月号増刊

特集：胆膵 EUS を極める
―私ならこうする (There is always a better way)―
　　　　　　　　　　　　　　　　　　企画：糸井　隆夫
序文：胆膵 EUS を極める―There is always a better way―
　　　　　　　　　　　　　　　　　　　　　　糸井　隆夫

診　断
ラジアル型 EUS 標準描出法
　　　　　　　　　　　　　　　　　　萬代晃一朗ほか
コンベックス走査型 EUS による標準描出法
　　　　　　　　　　　　　　　　　　佐藤　　愛ほか
超音波内視鏡の進歩　直視コンベックス型 EUS 標準描出法
　　　　　　　　　　　　　　　　　　岩井　知久ほか
造影 EUS
　　　　　　　　　　　　　　　　　　今津　博雄ほか
EUS エラストグラフィ
　　　　　　　　　　　　　　　　　　大野栄三郎ほか
胆膵疾患に対する EUS-FNA―われわれはこうしている―
　　　　　　　　　　　　　　　　　　石田　祐介ほか
EUS-FNA 私はこうする
　　　　　　　　　　　　　　　　　　花田　敬士ほか
EUS-FNA―私はこうする―
　　　　　　　　　　　　　　　　　　蘆田　玲子ほか
EUS-FNA―私はこうする―
　　　　　　　　　　　　　　　　　　良沢　昭銘ほか
EUS-FNA―私はこうする―
　　　　　　　　　　　　　　　　　　菅野　　敦ほか
EUS-FNA―パターン別　穿刺困難例を克服―
　　　　　　　　　　　　　　　　　　佐藤　高光ほか
EUS-FNA 私ならこうする
　―確実で臨床に即した組織細胞診をめざして―
　　　　　　　　　　　　　　　　　　深見　悟生ほか

治　療
膵炎に伴う膵および膵周囲液体貯留に対するドレナージ術
　（含　ネクロセクトミー）―私はこうする―
　　　　　　　　　　　　　　　　　　入澤　篤志ほか
膵周囲液体貯留（PFC）ドレナージ（含むネクロセクトミー）
　―私はこうする―
　　　　　　　　　　　　　　　　　　金　　俊文ほか

膵周囲液体貯留（PFC）ドレナージ（含ネクロセクトミー）
　―私ならこうする―
　　　　　　　　　　　　　　　　　　向井俊太郎ほか
術後再建腸管症例に対する肝内胆管ドレナージ術（HGS, HJS）
　―私はこうする―
　　　　　　　　　　　　　　　　　　塩見　英之ほか
肝内胆管ドレナージ（HGS，HJS）―私はこうする―
　　　　　　　　　　　　　　　　　　伊佐山浩通ほか
肝内胆管ドレナージ（HGS，HJS）―私はこうする―
　　　　　　　　　　　　　　　　　　小倉　　健ほか
EUS ガイド下肝外胆管ドレナージ（EUS-guided
　choledochoduodenostomy：EUS?CDS）―私はこうする―
　　　　　　　　　　　　　　　　　　原　　和生ほか
遠位胆管狭窄に対する EUS-CDS―われわれはこうする―
　　　　　　　　　　　　　　　　　　伊藤　　啓ほか
EUS ガイド下順行性ステンティング
　　　　　　　　　　　　　　　　　　田中　麗奈ほか
胆管ランデブー
　　　　　　　　　　　　　　　　　　岩下　拓司ほか
胆管結石除去術
　　　　　　　　　　　　　　　　　　土屋　貴愛ほか
胆嚢ドレナージ―私はこうする―
　　　　　　　　　　　　　　　　　　三長　孝輔ほか
胆嚢ドレナージ―私はこうする―
　　　　　　　　　　　　　　　　　　辻　修二郎ほか
EUS ガイド下膵管ドレナージ―私はこうする―
　　　　　　　　　　　　　　　　　　原　　和生ほか
EUS ガイド下膵管ドレナージ
　　　　　　　　　　　　　　　　　　糸井　隆夫ほか
膵管ランデブー
　　　　　　　　　　　　　　　　　　矢根　　圭ほか
EUS ガイド下腹腔神経叢ブロック―私はこうする―
　　　　　　　　　　　　　　　　　　安田　一朗ほか
癌性疼痛に対する腹腔神経叢ブロック―私はこうする―
　　　　　　　　　　　　　　　　　　石渡　裕俊ほか

●座談会
EUS を極める―教育法と今後の動向―
　　　　　糸井　隆夫（司会），入澤　篤志，安田　一朗，
　　　　　良沢　昭銘，潟沼　朗生，土屋　貴愛

Vol.38 No.10　2017 年 10 月号

●連載
ちょっと気になる胆・膵画像―ティーチングファイルから―
　第 36 回　主膵管内腫瘍栓を呈した腺房細胞癌の 1 例
　　　　　　　　　　　　　　　　　　小川　　浩ほか
特集：急性胆嚢炎に対する最新のマネージメント
　　　　　　　　　　　　　　　　　　企画：伊佐山浩通
序文：治療戦略と胆嚢ドレナージ法の概要
急性胆嚢炎の発症機序と鑑別診断のコツ
　　　　　　　　　　　　　　　　　　竹中　　完ほか
ガイドラインからみた急性胆嚢炎のマネージメント
　―内科の立場から―
　　　　　　　　　　　　　　　　　　露口　利夫ほか
ガイドラインから見た急性胆嚢炎のマネージメント
　―外科の立場から―
　　　　　　　　　　　　　　　　　　三浦　文彦ほか
急性胆嚢炎に対する経乳頭的胆嚢ドレナージ術の適応とテクニック
　　　　　　　　　　　　　　　　　　河上　　洋ほか
超音波内視鏡ガイド下胆嚢ドレナージ術の適応とテクニック
　　　　　　　　　　　　　　　　　　松原　三郎ほか
急性胆嚢炎に対する経皮的アプローチの適応とテクニック
　　　　　　　　　　　　　　　　　　伊藤　　啓ほか
ドレナージ後の胆嚢摘出術：蛍光ナビゲーションと
　超音波内視鏡ガイド下ドレナージ
　　　　　　　　　　　　　　　　　　河口　義邦ほか
蛍光イメージング下胆嚢摘出術の実際とコツ
　　　　　　　　　　　　　　　　　　石沢　武彰ほか
穿孔を起こした急性胆嚢炎の外科的マネージメント
　　　　　　　　　　　　　　　　　　澁谷　　誠ほか
穿孔を起こした急性胆嚢炎の内科的マネージメント
　　　　　　　　　　　　　　　　　　斉藤　紘昭ほか
急性胆嚢炎切除不能例のマネージメント
　　　　　　　　　　　　　　　　　　田村　　崇ほか
Mirizzi 症候群の内視鏡的マネージメント
　　　　　　　　　　　　　　　　　　松波　幸寿ほか
無石胆嚢炎のマネージメント
　　　　　　　　　　　　　　　　　　塩見　英之ほか
急性胆嚢炎胆管結石合併例のマネージメント
　　　　　　　　　　　　　　　　　　細野　邦広ほか
胆嚢癌合併例のマネージメント
　　　　　　　　　　　　　　　　　　中西　喜嗣ほか

Vol.38 No.9　2017 年 9 月号

膵臓・膵島移植 Up-to-Date
　　　　　　　　　　　　　　　　　　企画：高折　恭一
膵臓・膵島移植の最前線
　　　　　　　　　　　　　　　　　　穴澤　貴行ほか
膵臓移植の現況
　　　　　　　　　　　　　　　　　　浅岡　忠史ほか
膵臓移植の手術手技 Up-to-Date
　　　　　　　　　　　　　　　　　　伊藤　泰平ほか
生体膵臓移植 Up-to-Date
　　　　　　　　　　　　　　　　　　剣持　　敬ほか
膵臓移植の免疫制御療法 Up-to-Date
　　　　　　　　　　　　　　　　　　大段　秀樹
1 型糖尿病に対する islet replacement therapy としての
　膵臓移植の効果
　　　　　　　　　　　　　　　　　　馬場園哲也ほか
膵島移植の現況
　　　　　　　　　　　　　　　　　　穴澤　貴行ほか
膵島分離・移植におけるイノベーション
　　　　　　　　　　　　　　　　　　後藤　昌史
膵島移植の免疫抑制法 Up-to-Date
　　　　　　　　　　　　　　　　　　野口　洋文ほか
膵島移植における新たな移植方法
　　　　　　　　　　　　　　　　　　角　昭一郎
自家膵島移植 Up-to-Date
　　　　　　　　　　　　　　　　　　丸山　通広ほか
異種膵島移植の展望
　　　　　　　　　　　　　　　　　　霜田　雅之
膵臓・膵島再生研究の現状と展望
　　　　　　　　　　　　　　　　　　伊藤　　遼ほか

●症例
短期間で急速に増大した膵管内乳頭粘液性腫瘍を伴わない
　膵粘液癌の 1 切除例
　　　　　　　　　　　　　　　　　　中橋　剛一ほか
成人男性に発症し横行結腸間膜への浸潤を認めた
　膵 solid-pseudopapillary neoplasm の 1 例
　　　　　　　　　　　　　　　　　　佐久間　淳ほか

Vol.38 No.8　2017年8月号

●連載
ちょっと気になる胆・膵画像―ティーチングファイルから―
　第35回　破裂による腹膜炎を契機に発見された
　膵粘液性囊胞腫瘍の1例
　　　　　　　　　　　　　　　　　　　　　清永　麻紀ほか

特集：膵癌治療の最前線―諸問題の解決にむけた取り組み―
　　　　　　　　　　　　　　　　　　　　企画：古瀬　純司
家族性膵癌の治療
　　　　　　　　　　　　　　　　　　　　　松林　宏行ほか
浸潤性膵管癌に対する合成セクレチンを用いた
　膵液細胞診の診断能
　　　　　　　　　　　　　　　　　　　　　武田　洋平ほか
Borderline resectable 膵癌に対する gemcitabine 併用術前
　化学放射線療法―Oncological な視点から見た Resectability
　の問題点について―
　　　　　　　　　　　　　　　　　　　　　髙橋　秀典ほか
T4 膵癌に対する手術を前提とした化学放射線療法の治療成績
　　　　　　　　　　　　　　　　　　　　岸和田昌之ほか
MRI 拡散強調画像による
　Borderline resectable 膵癌術前治療効果判定の取り組み
　　　　　　　　　　　　　　　　　　　　　岡田　健一ほか
切除不能膵癌に対する FOLFIRINOX 療法とゲムシタビン＋
　ナブパクリタキセル療法の現状―Conversion rate と治療成績―
　　　　　　　　　　　　　　　　　　　　　夏目　誠治ほか
局所進行膵癌における治療奏効例に対する治療戦略
　―Conversion surgery の適応についての考察―
　　　　　　　　　　　　　　　　　　　　須藤研太郎ほか
切除不能膵癌に対する化学療法―FOLFIRINOX 療法と
　ゲムシタビン＋ナブパクリタキセル療法をどう使い分けるか？
　　　　　　　　　　　　　　　　　　　　　尾阪　将人
高齢者膵癌に対する手術適応についての多施設共同研究
　　　　　　　　　　　　　　　　　　　　　庄　雅之ほか
高齢者膵癌に対する化学療法―包括的高齢者機能評価と治療選択―
　　　　　　　　　　　　　　　　　　　　　小林　智
膵癌に対する免疫療法：治療開発の趨勢
　　　　　　　　　　　　　　　　　　　　　石井　浩
膵癌の癌性疼痛に対する
　EUS ガイド下神経叢ブロック（融解）術の有用性
　　　　　　　　　　　　　　　　　　　　　宮田　剛ほか

Vol.38 No.7　2017年7月号

特集：十二指腸乳頭部癌―現状の問題点と今後の展望―
　　　　　　　　　　　　　　　　　　　　企画：宮崎　勝
十二指腸乳頭部の腫瘍性病変の病理
　　　　　　　　　　　　　　　　　　　　　羽賀　敏博ほか
内視鏡時に肉眼的に癌を疑うべき病変はどのようなものか？
　　　　　　　　　　　　　　　　　　　　　本定　三季ほか
In situ の乳頭部癌はどの程度正確に診断可能か？
　　　　　　　　　　　　　　　　　　　　　松原　三郎ほか
十二指腸乳頭部癌の組織学的亜型と臨床的意義
　　　　　　　　　　　　　　　　　　　　　岡野　圭一ほか
十二指腸乳頭部腫瘍における生検病理診断と胆汁細胞診を
　どう判断するか―臨床側の立場から―
　　　　　　　　　　　　　　　　　　　　　山本　慶郎ほか
胆道癌取扱い規約第6版からみた乳頭部癌進展度分類の問題点
　　　　　　　　　　　　　　　　　　　　　大塚　将之ほか
十二指腸乳頭部腫瘍の十二指腸壁浸潤はどこまで診断可能か？
　　　　　　　　　　　　　　　　　　　　　伊藤　啓ほか
乳頭部癌の膵実質浸潤診断はどこまで可能か？
　　　　　　　　　　　　　　　　　　　　　太和田勝之ほか
十二指腸乳頭部腫瘍の胆管内および膵管内進展は
　どこまで診断可能か？―EUS・IDUS を中心に―
　　　　　　　　　　　　　　　　　　　　　小松　直広ほか
乳頭部癌の術前リンパ節転移診断
　　　　　　　　　　　　　　　　　　　　　伊関　雅裕ほか
ガイドラインからみた乳頭部癌の治療方針の妥当性
　　　　　　　　　　　　　　　　　　　　　森　泰寿ほか
内視鏡的乳頭切除術の手技とその適応は？
　　　　　　　　　　　　　　　　　　　　　川嶋　啓揮ほか
経十二指腸的乳頭部切除の手技とその適応は？
　　　　　　　　　　　　　　　　　　　　　今村　直哉ほか
膵頭十二指腸切除は乳頭部癌すべてに適応すべきか？
　　　　　　　　　　　　　　　　　　　　　北畑　裕司ほか
膵温存十二指腸切除は安全に施行可能なオプションか？
　　　　　　　　　　　　　　　　　　　　　後藤　晃紀ほか
乳頭部癌に対する腹腔鏡下膵頭十二指腸切除の適応
　　　　　　　　　　　　　　　　　　　　　永川　裕一ほか
●研究
肝外胆管癌切除例における胆管断端陽性例の予後
　　　　　　　　　　　　　　　　　　　　　志摩　泰生ほか
●症例
膵・胆管合流異常を伴わない広義の先天性胆道拡張症の2例
　　　　　　　　　　　　　　　　　　　　　三宅　啓ほか

Vol.38 No.6　2017年6月号

特集：硬化性胆管炎の診療における最近の進歩
　　　　　　　　　　　　　　　　　　　　企画：乾　和郎
硬化性胆管炎診療の歴史的変遷
　　　　　　　　　　　　　　　　　　　　　滝川　一
本邦における原発性硬化性胆管炎と IgG4 関連硬化性胆管炎の現状
　―硬化性胆管炎の診療ガイドライン作成にむけて―
　　　　　　　　　　　　　　　　　　　　　田妻　進
原発性硬化性胆管炎と IgG4 関連硬化性胆管炎の病理
　　　　　　　　　　　　　　　　　　　　　能登原憲司
好中球性上皮障害（GEL）を示す硬化性胆管炎の病理
　　　　　　　　　　　　　　　　　　　　　全　陽ほか
原発性硬化性胆管炎の診断基準の提唱
　　　　　　　　　　　　　　　　　　　　　中沢　貴宏ほか
硬化性胆管炎の鑑別診断における EUS の位置付け
　　　　　　　　　　　　　　　　　　　　　南　智之ほか
原発性硬化性胆管炎に合併する胆管癌の診断
　　　　　　　　　　　　　　　　　　　　　熊谷純一郎ほか
続発性硬化性胆管炎の診断
　　　　　　　　　　　　　　　　　　　　　熊木　天児ほか
腸管病変を合併する原発性硬化性胆管炎に対する治療戦略
　　　　　　　　　　　　　　　　　　　　　中本　伸宏ほか
原発性硬化性胆管炎の予後予測因子としての経過中血清 ALP 値
　　　　　　　　　　　　　　　　　　　　　田中　篤
原発性硬化性胆管炎の予後因子の解析
　　　　　　　　　　　　　　　　　　　　　渡邉　健雄ほか
原発性硬化性胆管炎の肝移植後再発と長期予後
　　　　　　　　　　　　　　　　　　　　　上田　佳秀
●症例
膵腺扁平上皮癌の2手術例
　　　　　　　　　　　　　　　　　　　　　唐澤　幸彦ほか
●症例
術前診断に難渋し10年の長期経過後に切除し得た
　胆管癌の1例
　　　　　　　　　　　　　　　　　　　　　松本　浩次ほか
●症例
短期間に胆管狭窄が進展した IgG4 関連硬化性胆管炎の1例
　　　　　　　　　　　　　　　　　　　　　蘆田　良ほか

Vol.38 No.5　2017年5月号

特集：胆膵腫瘍に対する術前治療と切除前後の効果判定法
　　　　　　　　　　　　　　　　　　　　企画：遠藤　格
序文：胆膵疾患の術前治療と効果判定法の問題点
　　　　　　　　　　　　　　　　　　　　　遠藤　格ほか
膵癌の術前治療の画像診断による効果判定
　　　　　　　　　　　　　　　　　　　　　米田　憲秀ほか
胆道癌に対する術前治療後の病理組織学的効果判定
　　　　　　　　　　　　　　　　　　　　　内田　克典ほか
切除不能胆道癌の治療成績と conversion surgery
　　　　　　　　　　　　　　　　　　　　　古瀬　純司
肝内胆管癌に対する術前治療と効果判定法
　　　　　　　　　　　　　　　　　　　　　加藤　厚ほか
当初非切除とされた胆囊癌に対する conversion surgery
　　　　　　　　　　　　　　　　　　　　　野路　武寛ほか
肝外胆管癌に対する術前治療と効果判定法
　　　　　　　　　　　　　　　　　　　　　中川　圭ほか
膵癌に対する術前治療後の病理組織学的効果判定法
　　　　　　　　　　　　　　　　　　　　　石田　和之ほか
切除不能膵癌の治療成績と外科へのコンサルトのタイミング
　　　　　　　　　　　　　　　　　　　　　上野　秀樹ほか
切除企図膵癌に対する術前治療と効果判定・有効性評価
　　　　　　　　　　　　　　　　　　　　　元井　冬彦ほか
切除可能境界膵癌に対する術前治療と効果判定法
　―画像診断と腫瘍マーカーを中心に―
　　　　　　　　　　　　　　　　　　　　　岡田　健一ほか
局所進行膵癌に対する化学放射線治療の効果判定
　―組織学的効果判定と膵癌間質内 Tenascin-C 発現について―
　　　　　　　　　　　　　　　　　　　　　早﨑　碧泉ほか
局所進行切除不能膵癌に対する術前治療と効果判定法
　　　　　　　　　　　　　　　　　　　　　森　隆太郎ほか
腹膜転移膵癌に対する新規治療法と conversion surgery の役割
　　　　　　　　　　　　　　　　　　　　　里井　壮平ほか
膵神経内分泌腫瘍に対する術前治療後の
　病理組織学的効果判定について
　　　　　　　　　　　　　　　　　　　　　大池　信之ほか
切除不能膵神経内分泌腫瘍の治療成績と切除のタイミング
　　　　　　　　　　　　　　　　　　　　　五十嵐久人ほか
膵神経内分泌腫瘍に対する術前治療と効果判定法
　　　　　　　　　　　　　　　　　　　　　工藤　篤ほか
●話題
膵の語源について（13）
　　　　　　　　　　　　　　　　　　　　　土屋　涼一

Vol.38 No.4　2017 年 4 月号

特集：先天性胆道拡張症の最前線

企画：神澤　輝実

序文：先天性胆道拡張症の概念の変遷
神澤　輝実

先天性胆道拡張症の発生論
細村　直弘ほか

先天性胆道拡張症の診断基準の制定をめぐって
濵田　吉則

先天性胆道拡張症の診療ガイドライン（簡易版）
石橋　広樹ほか

先天性胆道拡張症における用語と定義に関する問題
金子健一朗ほか

先天性胆道拡張症の画像診断
齋藤　武ほか

先天性胆道拡張症における胆道癌の発癌機序
森　大樹ほか

先天性胆道拡張症に胆道癌を合併した 20 歳以下症例の検討：
日本膵・胆管合流異常研究会登録委員会報告
窪田　正幸ほか

先天性胆道拡張症に合併する膵・胆管の形成異常
漆原　直人ほか

先天性胆道拡張症に対する腹腔鏡手術（小児例）
村上　寛ほか

先天性胆道拡張症に対する腹腔鏡下手術（成人例）
森　泰寿ほか

術後発癌からみた先天性胆道拡張症に対する外科治療の課題
安藤　久實

先天性胆道拡張症における内視鏡的治療の役割
山本健治郎ほか

先天性胆道拡張症に対する分流手術後の遺残胆管癌
大橋　拓ほか

先天性胆道拡張術後の肝内結石
大塚　英郎ほか

小児期発症の希少難治性肝胆膵疾患における
先天性胆道拡張症の位置付け
佐々木英之ほか

●研究
市中病院における胆道感染症の現状：
　胆汁細菌検査の結果より
門倉　信ほか

Vol.38 No.3　2017 年 3 月号

特集：超高齢者（80 歳以上）の胆膵疾患診療を考える

企画：海野　倫明

序文：超高齢者時代の胆膵疾患診療を考える
海野　倫明

高齢者総合機能評価を用いた高齢者肝胆膵外科治療方針の提案
松島　英之ほか

消化器手術（胆膵）における術後せん妄の予測、対策、
治療について
堀内　哲也ほか

超高齢者に対する ERCP 関連手技の留意点
枡　かおりほか

超高齢者の胆石性胆管炎（胆石性膵炎も含めて）の内視鏡治療
宅間　健介ほか

超高齢者の急性胆嚢炎に対する内視鏡治療
辻　修二郎ほか

超高齢者の総胆管結石における胆管ステント長期留置術
鈴木　安曇ほか

超高齢者総胆管結石症における内視鏡的乳頭切開術
本多　五奉ほか

超高齢者（80 歳以上）に対する腹腔鏡下胆嚢摘出術
村上　昌裕ほか

超高齢者に対する胆嚢・総胆管結石症の治療方針
総胆管結石治療後の胆嚢摘出術は必要か？
安井　隆晴ほか

高齢者膵癌に対する外科治療戦略
元井　冬彦ほか

超高齢者胆道癌の外科治療
落合登志哉

超高齢者に対する胆道癌肝切除の留意点
菅原　元ほか

超高齢者に対する膵頭十二指腸切除の留意点
杉本　元一ほか

超高齢者胆・膵癌に対する抗癌剤治療
庄　雅之ほか

●症例
特徴的な肝転移再発所見を呈した胆嚢粘液癌の 1 例
寺田　卓郎ほか

Vol.38 No.2　2017 年 2 月号

慢性膵炎内視鏡治療の現状と展望

企画：山口　武人

序文・慢性膵炎内視鏡治療の現況
乾　和郎

膵石症に対する内視鏡的膵管口切開，バスケット結石除去
伊藤　謙ほか

膵石に対する経口膵管鏡・レーザー砕石
三方林太郎ほか

膵石に対する ESWL との併用治療
山本　智支ほか

膵疾患に対する内視鏡的膵管バルーン拡張術（EPDBD）の
有用性・安全性について
―膵石症・仮性嚢胞・非癒合症治療例を中心に―
辻　忠男ほか

膵管狭窄に対するステント治療―プラスチックステント―
川口　義明ほか

膵管狭窄に対するステント治療―金属ステント―
齋藤　倫寛ほか

膵管狭窄に対する EUS-PD rendezvous 法を用いた
膵管ステント留置術
向井俊太郎ほか

慢性膵炎に伴う仮性嚢胞の治療―経乳頭，経消化管アプローチ―
平山　敦ほか

胆管狭窄に対するステント治療―チューブステント―
佐藤　達也ほか

胆管狭窄に対するステント治療―金属ステント―
笹平　直樹ほか

自己免疫性膵炎に合併する胆管狭窄の内視鏡治療の位置づけ
神澤　輝実ほか

外科医からみた内視鏡治療困難症例への対応
―手術のタイミングと成績―
佐田　尚宏ほか

難治性慢性膵炎疼痛に対する EUS 下腹腔神経叢ブロック/破壊術
（EUS-CPB/CPN）
阿部　洋子ほか

Pancreas Divisum に対する内視鏡治療
濵野　徹也ほか

Vol.38 No.1　2017 年 1 月号

●特別企画
―平成 29 年― 　胆・膵領域はこう展開する
胆と膵編集委員会編

特集：Mesopancreas を攻める

企画：杉山　政則

序文：Mesopancreas とは何か？
杉山　政則

いわゆる mesopancreas の発生と臨床解剖
永井　秀雄

膵癌取扱い規約における膵外神経叢の解剖学的定義
　―「膵頭神経叢」と「mesopancreas」について―
村田　泰洋ほか

画像から見た mesopancreas
小坂　一斗ほか

膵頭部血管の解剖
堀口　明彦ほか

膵頭神経叢の解剖
永川　裕一ほか

膵頭部のリンパ組織解剖
牧野　勇ほか

Artery first アプローチにおける Treitz 靱帯の有用性
伴　大輔ほか

総論：Mesopancreas の切除
穴澤　貴行ほか

従来法による mesopancreas の切除
羽鳥　隆ほか

第一空腸静脈を指標とする膵間膜切除術
大塚　隆生ほか

膵癌における mesenteric approach による
　total mesopancreas excision
山田　豪ほか

No-touch isolation technique による
　total mesopancreas excision（no-touch TMPE）
廣田　昌彦ほか

腸回転解除法を用いた膵頭十二指腸切除術
杉山　政則ほか

イメージガイド型ナビゲーションシステムを用いた
inferior pancreaticoduodenal artery の確認
岡本　友好ほか

内視鏡手術における mesopancreas の切除―腹腔鏡下に
　膵頭神経叢を適切に把握するための術野展開法について―
中村　慶春ほか

●連載
その「世界」の描き方＜第 10 回＞
消化器外科の本道を極める―今泉　俊秀先生
福嶋　敬宜

Vol.37 No.12　2016年12月号

特集：膵疾患の疼痛治療の up-to-date
―疼痛の発生メカニズムから疾患別治療まで―

企画：清水　京子

膵炎における疼痛の神経伝達路
池浦　司ほか

膵炎の疼痛発生メカニズムにおける生理活性物質の役割
徳山　尚吾

膵炎の疼痛における侵害受容体の関与と治療への展望
坪田　真帆ほか

生理活性物質が膵癌の痛みを制御する
―作用メカニズムの最新トピックス―
上園　保仁

急性膵炎の疼痛に対する薬物療法
廣田　衛久ほか

慢性膵炎疼痛管理における栄養療法
―高力価消化酵素薬も含めて―
片岡　慶正ほか

慢性膵炎の疼痛治療：
Small intestinal bacterial overgrowth の診断と治療
阪上　順一ほか

慢性膵炎の疼痛治療：内視鏡治療・ESWL
宮川　宏之ほか

慢性膵炎の疼痛治療：経皮的神経ブロック
水野　樹ほか

慢性膵炎の疼痛治療：外科的治療
佐田　尚宏ほか

慢性膵炎の疼痛治療：膵全摘＋自家膵島移植
霜田　雅之

小児の慢性膵炎の診断および疼痛治療
齋藤　暢知ほか

膵癌の疼痛治療：薬物療法
中西　京子

膵臓癌・胆嚢癌におけるがん疼痛治療戦略
伊東　俊雅

膵癌の緩和的放射線治療
永倉　久泰

膵癌の疼痛治療：経皮的神経ブロック
服部　政治ほか

膵癌の疼痛治療：超音波内視鏡下腹腔神経叢ブロック術
関根　一智ほか

緩和ケア研修会のマネージメントの実際
高山　敬子

●症例
急性胆嚢炎で発症した胆嚢悪性リンパ腫の１例
後藤　崇ほか

Vol.37 No.11　2016年11月号

特集：IPMN の診断と治療はどう変わったか？

企画：山上　裕機

IPMN の病理診断の変遷と現在のコンセンサス
古川　徹

疫学：とくに IPMN 併存膵癌について
花田　敬士ほか

他臓器癌の合併について
多田　稔ほか

国際診療ガイドラインの概要と課題
田中　雅夫

AGA ガイドラインの解説とその問題点
高折　恭一

IPMN の型分類
真口　宏介ほか

診断：US，CT，MRI 診断の有用性と限界は？
石神　康生ほか

診断：IPMN 診療における EUS の位置付け
～有用性とこれからの課題～
竹中　完ほか

診断：ERCP，経口膵管鏡 (POPS) による診断
喜多絵美里ほか

非切除例のフォローアップをどのように行うか？
伊達健治朗ほか

外科治療：標準手術について
―とくに腹腔鏡下手術の適応は？
千田　嘉毅ほか

外科治療：縮小手術は可能か？
浅野　賢道ほか

膵管内乳頭粘液性腫瘍：術後再発をどのように発見するか？
廣野　誠子ほか

●症例
膵退形成癌の３切除例
山城　直嗣ほか

画像所見と組織像との対比が可能であった細胆管細胞癌
(cholangiolocellular carcinoma：CoCC) の１例
齊藤　宏和ほか

Vol.37 臨時増刊特大号　2016年11月号増刊

特集　胆膵内視鏡自由自在～基本手技を学び応用力をつける集中講座～

巻頭言：胆膵内視鏡治療をいかに学ぶか，教えるか
伊佐山浩通

Ⅰ．内視鏡システムと内視鏡操作に関する基本知識
十二指腸鏡の基本構造と手技の関係
松本　和也ほか

超音波内視鏡 A to Z
塩見　英之ほか

ERCP におけるスコープの挿入方法と困難例への対処方法
田村　崇ほか

術後再建腸管に対するバルーン内視鏡挿入操作の基本と挿入のコツ
堤　康一郎ほか

Ⅱ．ERCP 関連手技編
◆胆管選択的カニュレーション
カニュレーション手技の種類と使い分け
安田　一朗ほか

VTR でみせるカニュレーションの基本とコツ
(Contrast and Wire?guided)【動画付】
杉山　晴俊

VTR でみせる術後再建腸管に対するダブルバルーン内視鏡を用いた
胆管カニュレーションのコツ【動画付】
島谷　昌明ほか

膵管ガイドワイヤー・ステント留置下カニュレーションの実際とコツ
白田龍之介ほか

VTR でみせる私のカニュレーション戦略とテクニック【動画付】
今津　博雄

Precut の種類と使い分け
後藤　大輔ほか

VTR でみせる Precut の実技とコツ【動画付】
窪田　賢輔ほか

コラム①：膵癌早期診断プロジェクト
花田　敬士ほか

◆乳頭処置
EST の基本事項を押さえる
田中　聖人ほか

EST VTR でみせる私のこだわり (1)【動画付】
川嶋　啓揮ほか

EST VTR でみせる私のこだわり (2)【動画付】
潟沼　朗生ほか

VTR でみせる EST 困難例への対応【動画付】
良沢　昭銘ほか

EPBD ～ VTR でみせる EPBD 後の結石除去手技のコツ～【動画付】
辻野　武ほか

内視鏡的乳頭大径バルーン拡張術（EPLBD）の適応と偶発症予防
川畑　修平ほか

◆結石除去
結石除去・破砕用デバイスの種類と使い分け
伊藤由紀子ほか

総胆管結石除去のコツ【動画付】
嘉数　雅也ほか

結石破砕と破砕具使用のコツ，トラブルシューティング
土井　晋平ほか

◆胆道ドレナージ術
閉塞性黄疸の病態と病態に応じた治療戦略
中井　陽介ほか

ステントの種類と使い分け
権　勉成ほか

VTR でみせる Metallic stent の上手な入れ方【動画付】
向井　強ほか

Bridge to Surgery：遠位胆道閉塞
辻本　彰子ほか

非切除悪性遠位胆道閉塞に対するドレナージ戦略
小川　貴央ほか

Bridge to Surgery：悪性肝門部領域胆管閉塞
河上　洋ほか

非切除例悪性肝門部胆管閉塞に対するドレナージ戦略
内藤　格ほか

コラム②：ステント開発よもやま話
伊佐山浩通

◆トラブルシューティング
ERCP 後膵炎への対処と予防
川口　義明ほか

ステント迷入への対処
石垣　和祥ほか

EST 後出血への対処と予防
田中　聖人ほか

穿孔への対処と予防
沼尾　規且ほか

◆膵管 Intervention
膵石に対する内視鏡治療
山本　智支ほか

膵管ドレナージの適応と手技
笹平　直樹ほか

膵管狭窄困難例への対処
菅野　敦ほか

Ⅲ．EUS 関連手技編
膵領域におけるラジアル式および
コンベックス式 EUS の標準描出法
蘆田　玲子ほか

胆道系の観察　ラジアル型とコンベックス型の描出法と使い分け
林　毅

胆・膵領域における造影 EUS
糸永　昌弘ほか

EUS?FNA の基本的手技と検体処理
荒川　典之ほか

コラム③：EUS?FNA の本邦導入の経緯
山雄　健次

Ⅳ．Interventional EUS
VTR でみせる EUS?BD の基本手技とコツ【動画付】
小倉　健ほか

EUS?BD を安全に行うために
原　和生ほか

VTR でみせる胆道疾患に対する EUS?Rendezvous technique と
Antegrade technique【動画付】
岩下　拓司ほか

VTR でみせる EUS?GBD の適応と手技のコツ【動画付】
松原　三郎ほか

VTR でみせる EUS?PD and Pancreatic Rendezvous
Cannulation【動画付】
土屋　貴愛ほか

膵仮性?胞・WON の病態と治療戦略
―診断，治療法選択，タイミング―
木田　光広ほか

Endoscopic necrosectomy の基本と手技の工夫
向井俊太郎ほか

コラム④：自由自在な胆膵内視鏡のために必要なことは？
糸井　隆夫

Vol.37 No.10 2016 年 10 月号

特集：膵神経内分泌腫瘍の最新の話題

企画：伊藤　鉄英

日本における膵神経内分泌腫瘍の疫学と今後の展開

伊藤　鉄英ほか

WHO2010 分類の妥当性と今後の病理診断の展望

笠島　敦子ほか

機能性膵神経内分泌腫瘍における機能的診断
インスリノーマ

植田圭二郎ほか

ガストリノーマ

河本　　泉ほか

機能性神経内分泌腫瘍の診断
（インスリノーマ，ガストリノーマ以外）

高野　幸路

コラム①：Noninsulinoma pancreatogenous hypoglycemia
syndrome（nesidioblastosis in adults）の疾患概念

今村　正之ほか

膵神経内分泌腫瘍の画像診断：鑑別を要する疾患

岩屋　博道ほか

新たに日本で保険収載された [111]In オクトレオチドシンチの有用性
―FDG-PET との比較について―

窪田　和雄

膵神経内分泌腫瘍と遺伝性疾患（MEN1, von Hippel-Lindau 病など）

五十嵐久人ほか

本邦の膵神経内分泌腫瘍におけるストレプトゾシン療法の現状と展望

池田　公史ほか

新規分子標的薬の登場による切除不能膵神経内分泌腫瘍の予後の変遷

李　　倫學ほか

膵神経内分泌腫瘍における術式選択

宮坂　義浩ほか

Reduction surgery の臨床的意義と適応

青木　　琢ほか

コラム②：第 13 回 ENETS（欧州神経内分泌腫瘍学会）
からの話題提供

奥坂　拓志

コラム③：JNETS（日本神経内分泌腫瘍研究会）における
悉皆登録制度とその現況

増井　俊彦ほか

Vol.37 No.9 2016 年 9 月号

**特集：膵癌分子診断研究の最前線：リキッドバイオプシーから
次世代 DNA シークエンシングまで**

企画：高折　恭一

序文

高折　恭一

テロメア G テール長と体液中マイクロ RNA を用いた
膵癌の予防，バイオマーカー開発と治療戦略

田原　栄俊

網羅的癌関連遺伝子変異検査（OncoPrime[TM]）による
膵癌ゲノム異常解析と治療への応用

金井　雅史ほか

血漿中遊離アミノ酸濃度を用いた
膵癌スクリーニング法の開発

福武　伸康ほか

膵癌におけるマイクロサテライト不安定性（MSI）解析

堀井　　明

最新の変異解析技術を用いた膵臓癌の分子診断法

谷内田真一

体液中マイクロ RNA を用いた膵癌診断の現状と展望

仲田　興平ほか

プロテオミクス解析を応用した膵癌分子診断研究の現状

高舘　達之ほか

IPMN から膵癌への分子バイオマーカー診断

古川　　徹

膵癌組織に発現する腫瘍関連抗原の臨床応用：
免疫療法への応用をめざして

今井　克憲ほか

膵癌患者における Circulating tumor cell の解析

本定　三季ほか

膵癌診断におけるリキッドバイオプシーの可能性

衣笠　秀明ほか

Vol.37 No.8 2016 年 8 月号

特集：胆膵疾患内視鏡診療の New Horizon

企画：糸井　隆夫

序文

糸井　隆夫

共焦点レーザーを用いた胆膵内視鏡診断

大宮久美子ほか

超音波内視鏡を用いた肝疾患の診断・治療

中井　陽介ほか

新型デジタル胆道鏡 SpyGlass[TM]DS を用いた
胆膵診断と治療

田中　麗奈ほか

胆道疾患に対する ERCP ガイド下ラジオ波焼灼療法

伊藤　　啓ほか

EUS ガイド下ラジオ波焼灼療法

藤澤真理子ほか

EUS ガイド下順行性胆管結石除去術

岩下　拓司ほか

Lumen-apposing metal stent（AXIOS[TM], Hot-AXIOS[TM]）
を用いた EUS-guided intervention therapy

殿塚　亮祐ほか

術後再建症例における新型 short type ダブルバルーン内視鏡を
用いた ERCP

島谷　昌明ほか

新型ショートシングルバルーン小腸内視鏡を用いた ERCP

矢根　　圭ほか

●研究

連続 411 例に行った単孔式腹腔鏡下胆嚢摘出術
（USIDT，臍部 2 トロカー法）における手術成績の検討

渡邊　五朗ほか

●症例

膵リンパ上皮嚢胞の一例

佐久間　淳ほか

Vol.37 No.7 2016 年 7 月号

●連載

ちょっと気になる胆・膵画像―ティーチングファイルから―
＜第 34 回＞多血性膵腫瘤と鑑別を要した横行膵動脈瘤の 1 例

相馬　崇宏ほか

**特集：膵癌血管浸潤例の外科切除適応と治療ストラテジー：
Up to date 2016**

企画：宮崎　　勝

腫瘍内科医からみた局所進行膵癌の外科切除適応

古瀬　純司

NCCN（Version 1. 2016）と本邦ガイドライン（2013 年版）
からみた血管浸潤の診断と切除適応

山口　幸二

術前画像診断からわかる膵癌血管浸潤の診断能と限界

今関　　洋ほか

NAC/NACRT 治療後の画像診断：膵癌血管浸潤の診断能と限界

増井　俊彦ほか

門脈完全閉塞例（上腸間膜静脈浸潤例も含めて）に対する
外科切除の適応

川井　　学ほか

腹腔動脈浸潤を示す膵体尾部癌の外科切除術式

中村　　透ほか

肝動脈浸潤を示す膵頭部癌の外科切除術式

天野　良亮ほか

門脈・動脈同時浸潤を占める外科切除術式

杉浦　禎一ほか

上腸間膜動脈浸潤例の外科切除適応およびその術式

田島　秀浩ほか

門脈浸潤例に対する術前 Neoadjuvant 療法を用いた
外科切除戦略とその意義

村田　泰洋ほか

動脈浸潤を伴う膵癌に対する集学的治療法の意義

吉富　秀幸ほか

門脈浸潤例に対する門脈合併切除例の生存成績・吻合部開存成績

藤井　　努ほか

膵癌に対する腹腔動脈合併膵体尾部切除成績

元井　冬彦ほか

上腸間膜動脈浸潤例に対する上腸間膜動脈合併切除の治療成績

松山　隆生ほか

門脈・動脈同時浸潤例に対する同時合併切除成績

和田　慶太ほか

切除不能局所進行膵癌の切除への conversion をめざした化学療法

中井　陽介ほか

●症例

重複胆管を伴った主膵管型 Intraductal Papillary Mucinous Neoplasm
に対し膵頭十二指腸切除術を施行した 1 例

栃本　昌孝ほか

Vol.37 No.6　2016 年 6 月号

特集：膵・胆道癌の治療戦略：こんなときどうするか？
―ガイドラインにないエキスパートオピニオン―
企画：古瀬　純司

序文：膵・胆道癌治療とエキスパートオピニオン
古瀬　純司

十二指腸狭窄を伴う局所進行膵癌に対する治療選択
川井　学ほか

Borderline resectable 膵癌に対する術前治療
森　隆太郎ほか

肝内胆管癌で腹腔内リンパ節はどこまで切除するか？
益田　邦洋ほか

十二指腸狭窄に伴う閉塞性黄疸に対する適切な減黄処置
　―悪性胆管・十二指腸狭窄に対する内視鏡的ダブルステンティング―
殿塚　亮祐ほか

FOLFIRINOX 療法の使い方：original か modified か？
上野　秀樹ほか

FOLFIRINOX 療法耐性後の治療選択
池田　公史ほか

ゲムシタビン＋ナブパクリタキセル療法耐性後の治療選択
須藤研太郎ほか

ゲムシタビン＋エルロチニブ併用療法をどう使うか？
尾阪　将人

ゲムシタビン＋S-1 併用療法をどう使うか？
石井　浩

FOLFIRINOX・ナブパクリタキセルによる末梢神経障害への対応
成毛　大輔ほか

FOLFIRINOX 療法における G-CSF の使い方（持続型 G-CSF を含めて）
清水　怜

高度黄疸・肝機能障害を伴う胆道癌の化学療法―減黄はどこまで行うか？―
上野　誠ほか

切除不能胆道癌に対するゲムシタビン＋シスプラチン併用療法
　―いつまで行うか？耐性後の治療選択は？―
高原　楠昊ほか

膵神経内分泌腫瘍の治療戦略における EUS-FNA の有用性とその限界
渋谷　仁ほか

肝転移のある膵神経内分泌腫瘍に対する集学的治療
　―切除・TAE/TACE・薬物療法の使い分け―
伊藤　鉄英ほか

●研究
新規マイクロ波手術支援機器と市販エネルギー機器との
　動物実験による機能比較
谷　徹ほか

●症例
敗血症と DIC を合併した感染性膵壊死に対して後腹膜鏡補助下の
　ネクロセクトミーが有用であった 1 例
谷口健次郎ほか

Vol.37 No.5　2016 年 5 月号

●連載
ちょっと気になる胆・膵画像―ティーチングファイルから―
　＜第 33 回＞胆嚢原発の混合型腺神経内分泌癌（MANEC）の 1 例
三上和歌子ほか

特集：胆膵疾患における血管系 IVR
企画：天野　穂高

総論：胆膵疾患における血管系 IVR
鈴木耕次郎ほか

膵切除時の血流改変―手技を中心に
阿保　大介ほか

化学放射線治療後の血流改変を伴う膵切除
天野　良亮ほか

術前肝動脈コイル塞栓による血流改変後膵切除
吉留　博之ほか

門脈塞栓術―手技を中心に
小林　聡ほか

門脈塞栓術―適応と成績―
夏目　誠治ほか

術後動脈出血―TAE による止血
外山　博近ほか

膵頭十二指腸切除術後の仮性動脈瘤出血に対する
　Stent-assisted coiling
仲野　哲矢ほか

膵切除術後仮性動脈瘤出血
　―covered stent による止血術―
渡邉　学ほか

術後の門脈狭窄に対するステント留置
平井　一郎ほか

悪性門脈狭窄に対するステント留置
塚本　忠司ほか

●症例
胆管分枝 B5b が胆嚢管へ合流するまれな合流形態の
　胆石症に対する腹腔鏡下胆嚢摘出術
平松　聖史ほか

Vol.37 No.4　2016 年 4 月号

特集：早期慢性膵炎をめぐって
企画：乾　和郎

―総論―早期慢性膵炎の概念導入の経緯と今後の展望
下瀬川　徹

早期慢性膵炎の診断基準と臨床的意義
竹中　完ほか

早期慢性膵炎の実態―全国調査から―
正宗　淳ほか

早期慢性膵炎の前向き予後調査
肱岡　真之ほか

早期慢性膵炎の臨床像について
　―EUS 所見との関連性も含めて―
山部　茜子ほか

EUS-elastography を用いた早期慢性膵炎の診断
桑原　崇通

急性膵炎治療後の EUS 所見からみた早期慢性膵炎の診断
景岡　正信ほか

膵管内乳頭粘液性腫瘍（IPMN）と慢性膵炎の関連性
　―IPMN における早期慢性膵炎の EUS 所見も含めて―
藤田　基和ほか

早期慢性膵炎の EUS 所見を有する無症状・
　膵酵素値正常例の位置付け
石井　康隆ほか

治療介入による早期慢性膵炎の EUS 所見と臨床像の変化
山本　智支ほか

早期慢性膵炎における膵酵素補助療法の治療効果
稲富　理ほか

非アルコール性早期慢性膵炎における臨床像
　―画像所見と治療経過を中心に―
大坪公士郎ほか

早期慢性膵炎の長期経過観察からみた
　膵癌発生の可能性について
岡崎　彰仁ほか

●症例
腹腔動脈起始部狭窄および腹腔動脈瘤を伴った下部胆管癌に対し
　膵頭十二指腸切除術を施行した 1 症例
竜口　崇明ほか

Vol.37 No.3　2016 年 3 月号

●連載
ちょっと気になる胆・膵画像―ティーチングファイルから―
　＜第 32 回＞膵神経内分泌腫瘍，多発肝転移術後再発に対し
　ソマトスタチン受容体シンチグラフィーが施行された 1 例
丹内　啓允ほか

特集：イラストでみる最新の胆・膵消化管吻合術
企画：遠藤　格

肝内胆管空腸吻合―肝門部領域胆管癌―
駒屋　憲一ほか

肝管空腸吻合―先天性胆道拡張症，戸谷分類Ⅳ－Ａ型―
矢田　圭吾ほか

胆管胆管吻合法―生体肝移植植術における胆道再建―
小寺　由人ほか

胆管空腸吻合―胆管損傷 Bismuth 分類Ⅲ～Ⅳ型―
松山　隆生ほか

膵空腸吻合―柿田法―
柿田　徹也ほか

膵空腸吻合―2 列吻合法―
賀川　真吾ほか

膵空腸吻合―Blumgart 変法（Nagoya method）―
藤井　努ほか

膵空腸吻合―二期再建―
大道　清彦ほか

膵胃吻合―膵管胃粘膜吻合―
近藤　成ほか

膵胃吻合―膵貫通外列 1 列吻合＆膵管胃粘膜吻合―
新地　洋之ほか

膵体尾部切除術における膵断端処理
　―膵尾側断端膵管胃粘膜吻合法の実際と治療成績―
里井　壯平ほか

膵体尾部切除における膵断端空腸吻合
川井　学ほか

慢性膵炎の膵空腸吻合
尭天　一亨ほか

鏡視下膵消化管吻合―腹腔鏡下 DuVal 変法膵空腸吻合術―
大塚　隆生ほか

腹腔鏡下膵切除術における胆道消化管吻合，膵消化管吻合
中村　慶春ほか

ロボット支援膵切除術における胆管空腸吻合，膵管空腸吻合
堀口　明彦ほか

●連載
その「世界」の描き方＜第 9 回＞
　NET との“緩みのない”闘い方―今村　正之先生
福嶋　敬宜

●技術の工夫
吸収性縫合補強材としてのポリグリコール酸シートを
　使用した自動縫合器による尾側膵切除法における
　術後膵液瘻予防の工夫
林部　章ほか

Vol.37 No.2

特集：膵外分泌機能不全と膵酵素補充療法の進歩

企画：神澤　輝実

膵外分泌機能不全の診断法の進歩と膵酵素補充療法の問題点
中村　光男ほか

本邦と欧米での膵外分泌機能不全の考え方の違い
阪上　順一ほか

膵外分泌機能不全の臨床所見と血液生化学検査所見
丹藤　雄介ほか

安定同位体を用いる膵外分泌機能不全の診断：
^{13}C-Trioctanoin 呼気試験からみた
膵頭切除術後の膵外分泌機能の検討
堀口　明彦ほか

安定同位体を用いる膵外分泌機能不全の診断：
^{13}C-labeled mixed triglyceride 呼気試験を用いた
膵頭十二指腸切除術後の膵外分泌機能評価
廣野　誠子ほか

^{13}C-dipeptide 呼気試験と BT-PABA 試験との比較
松本　敦史ほか

膵外分泌機能不全に対する食事療法，
膵酵素補充療法とインスリンの使い方
清水　京子

本邦と欧米での消化酵素消化力測定法の違いと
消化酵素製剤の違い
洪　　繁ほか

Conventional enzyme と高力価膵酵素薬
伊藤　鉄英ほか

膵頭十二指腸切除（PD）後の脂肪肝発生の危険因子と
膵酵素補充療法の有用性
飯澤　祐介ほか

慢性膵炎の Frey 術後の栄養状態の変化
江川　新一ほか

膵全摘術後の栄養管理
竹山　宜典

小児における膵外分泌機能不全の診断と治療
―囊胞性線維症を中心に―
石黒　洋ほか

Vol.37 No.1　2016 年 1 月号

●連載
ちょっと気になる胆・膵画像―ティーチングファイルから―
＜第 31 回＞SACI テストが有用であった膵インスリノーマの 1 例
小林　正周ほか

●特別企画
―平成 28 年― 胆・膵領域はこう展開する
胆と膵編集委員会編

特集：新たに定義された"肝門部領域胆管癌"の診断と治療

企画：海野　倫明

肝門部"領域"胆管癌について
梛野　正人ほか

肝門部胆管癌と肝内大型胆管癌（肝門型肝内胆管癌）
中沼　安二ほか

治療方針決定のための CT および MRI
片寄　友ほか

治療方針決定のための診断法
―EUS・IDUS を用いた肝門部領域胆管癌の診断―
菅野　敦ほか

―POCS による診断―
河上　洋ほか

―生検，細胞診による診断―
吉田　司ほか

術前胆道ドレナージ
―内視鏡的胆道ドレナージ―
真口　宏介ほか

―経皮経肝胆道ドレナージ―
藤井　義郎ほか

外科治療と内科治療
―右葉尾状葉切除・左葉尾状葉切除―
田本　英司ほか

―左三区域切除・右三区域切除―
杉浦　禎一ほか

―肝動脈・門脈合併切除再建を伴う肝切除―
江畑　智希ほか

―肝門部領域胆管癌，リンパ節郭清―
廣川　文鋭ほか

―術前術後補助療法―
中川　圭ほか

―非切除例に対するメタリックステント―
外川　修ほか

―非切除例に対する癌化学療法―
井岡　達也ほか

―非切除例に対する放射線治療―
山崎　秀哉

●症例
膵管癒合不全に合併した膵管内乳頭粘液性腫瘍に対し
腹腔鏡下膵体尾部切除術を施行した一例
石井賢二郎ほか

Vol.36 No.12　2015 年 12 月号

特集：病理像から読みとる膵・胆道画像診断のコツ

企画：山口　武人

◆病理像を画像診断に反映させるために
画像診断との対比のための病理標本の取り扱い
―とくに切り出しについて―
大池　信之ほか

病理像のバリエーションはどのように
画像に反映するか
三登久美子ほか

画像診断医から病理医への要望
野田　裕ほか

◆病理像をイメージした膵・胆道画像診断の実際
―病理像と画像診断との対比―
多血性膵腫瘍の画像診断
須藤研太郎ほか

膵乏血性腫瘍の画像診断
本定　三季ほか

膵上皮内癌は画像診断で捉えられるか？
山雄健太郎ほか

囊胞壁，囊胞液性状からみた膵囊胞性疾患の
画像診断
片桐　真理ほか

腫瘍内部に囊胞を形成する充実性膵腫瘍の
画像診断
松原　三郎ほか

腫瘤形成性膵炎の画像診断
中島　陽平ほか

胆管狭窄の鑑別診断
金　俊文ほか

胆管癌の進展度診断
加藤　厚ほか

胆管由来の肝腫瘍を診断する
松原　崇史ほか

胆囊隆起性病変の画像診断と病理像
三好　広尚ほか

乳頭部腫瘍性病変の鑑別診断
森　隆太郎ほか

Vol.36 No.11　2015 年 11 月号

●連載
ちょっと気になる胆・膵画像―ティーチングファイルから―
＜第 30 回＞糖尿病による gallbladder hypomotility が原因と
考えられた巨大胆囊の 1 例
服部　真也ほか

特集：副乳頭と副膵管の知られざる魅力

企画：杉山　政則

副膵管・副乳頭の発生と解剖
栗原　克己ほか

膵管癒合不全と輪状膵
西野　隆義ほか

副乳頭機能
神澤　輝実ほか

副乳頭・副膵管領域発生腫瘍の病理像
野呂瀬朋子ほか

Groove pancreatitis
三方林太郎ほか

副膵管領域癌（Groove 膵癌）の臨床的，画像的，
病理学的特徴
蒲田　敏文ほか

副膵管開存膵頭部癌
杉山　政則ほか

副膵管領域 IPMN に対する膵頭切除術
中郡　聡夫ほか

副乳頭腫瘍の臨床
長谷部　修ほか

副乳頭カニュレーションおよび造影
宅間　健介ほか

内視鏡的副乳頭切開・切除
土屋　貴愛ほか

副乳頭からの内視鏡治療
山本　智支ほか

Vol.36 臨時増刊特大号　2015年10月号増刊

特集：ERCPマスターへのロードマップ
序文：ERCPマスター，マイスター，マエストロ
　　　　　　　　　　　　　　　　　　糸井　隆夫

◆処置具の最新情報
診療報酬からみた胆膵内視鏡手技と
　ERCP関連手技処置具のup-to-date
　　　　　　　　　　　　　　　　　祖父尼　淳ほか

◆基本編
主乳頭に対するカニュレーションの基本—スタンダード法，
　Wire-guided Cannulation法，膵管ガイドワイヤー法—
　　　　　　　　　　　　　　　　　入澤　篤志ほか
副乳頭へのカニュレーション Cannulation of the Minor Papilla
　　　　　　　　　　　　　　　　　越田　真介ほか
内視鏡的乳頭括約筋切開下切石術
（Endoscopic Sphincterotomized Lithotomy：EST-L）
　　　　　　　　　　　　　　　　　宮田　正年ほか
EPBD（＋EST）＋胆管結石除去
　　　　　　　　　　　　　　　　　今津　博雄ほか
EPLBD（＋EST）＋胆管結石除去
　　　　　　　　　　　　　　　　　糸川　文英ほか
経乳頭的胆管・膵管生検　細胞診
　　　　　　　　　　　　　　　　　菅野　敦ほか
膵石除去・膵管ドレナージ
　　　　　　　　　　　　　　　　　三好　広尚ほか
胆管ドレナージ（良悪性）（ENBD，PS）
　　　　　　　　　　　　　　　　　岩野　博俊ほか
胆管ドレナージ（MS）
　　　　　　　　　　　　　　　　　北野　雅之ほか
急性胆嚢炎に対する経乳頭的胆嚢ドレナージ
　　　　　　　　　　　　　　　　　伊島　正志ほか

◆応用編
スコープ挿入困難例に対する対処法
　　　　　　　　　　　　　　　　　潟沼　朗生ほか
プレカット
　　　　　　　　　　　　　　　　　糸井　隆夫ほか
電子スコープを用いた経口胆道鏡検査
　　　　　　　　　　　　　　　　　石井　康隆ほか
POCS（SpyGlass）（診断・治療）
　　　　　　　　　　　　　　　　　土井　晋平ほか
経口膵管鏡（電子スコープ，SpyGlass）
　　　　　　　　　　　　　　　　　喜多絵美里ほか
内視鏡的乳頭切除術
　　　　　　　　　　　　　　　　　辻　修二郎ほか
十二指腸ステンティング（ダブルステンティングも含めて）
　　　　　　　　　　　　　　　　　大牟田繁文ほか
Roux-en-Y再建術を中心とした，術後腸管再建術例に対する
　シングルバルーン内視鏡を用いたERCP
　　　　　　　　　　　　　　　　　殿塚　亮祐ほか
術後腸管の胆膵疾患に対するダブルバルーン内視鏡治療
　　　　　　　　　　　　　　　　　畑中　恒ほか

◆トラブルシューティング編
スコープ操作に伴う消化管穿孔
　　　　　　　　　　　　　　　　　中路　聡ほか
デバイス操作に伴う後腹膜穿孔—下部胆管の局所解剖も含めて—
　　　　　　　　　　　　　　　　　片倉　芳樹ほか
EST後合併症（出血，穿孔）
　　　　　　　　　　　　　　　　　田中　麗奈ほか
胆管，膵管閉塞困難例（SSR，Rendez-vous法）
　　　　　　　　　　　　　　　　　窪田　賢輔ほか
胆管内迷入ステントの回収法
　　　　　　　　　　　　　　　　　岡部　義信ほか
胆管メタルステント閉塞（トリミング，抜去）
　—十二指腸ステントとあわせて—
　　　　　　　　　　　　　　　　　濱田　毅ほか
膵管プラスチックステント迷入に対する内視鏡的回収法
　　　　　　　　　　　　　　　　　松本　和幸ほか
胆管結石嵌頓
　　　　　　　　　　　　　　　　　露口　利夫ほか
膵管結石嵌頓—膵管結石除去時のバスケット嵌頓に対する
　トラブルシューティング—
　　　　　　　　　　　　　　　　　三村　享彦ほか

●座談会
ERCPマスターへのロードマップをこれまでどう描いてきたか，
　これからどう描いていくのか？
　　　　　糸井　隆夫（司会），入澤　篤志，潟沼　朗生，
　　　　　　　　　　　　　　石田　祐介，岩崎　栄典

Vol.36 No.10　2015年10月号

**特集：膵癌の浸潤・転移に関する基礎研究の最前線
　—臨床応用に向けて—**
　　　　　　　　　　　　　　　　　企画：清水　京子

膵癌の浸潤・転移研究のup-to-date
　　　　　　　　　　　　　　　　　佐藤　賢一
膵癌におけるmiRNA発現と上皮間葉転換
　　　　　　　　　　　　　　　　　仲田　興平ほか
癌幹細胞と上皮間葉転換
　　　　　　　　　　　　　　　　　石渡　俊行
オートファジーと膵癌
　　　　　　　　　　　　　　　　　今中　応亘ほか
ミエロイド細胞による膵発癌活性メカニズム
　　　　　　　　　　　　　　　　　地主　将久
膵癌組織における免疫学的微小環境と予後との関係
　　　　　　　　　　　　　　　　　平岡　伸介
膵癌の発癌，進展におけるインターフェロンシグナル経路の役割
　　　　　　　　　　　　　　　　　眞嶋　浩聡
膵癌における骨髄由来単核球の役割
　　　　　　　　　　　　　　　　　桝屋　正浩
膵癌細胞におけるmRNA輸送システム
　　　　　　　　　　　　　　　　　谷内　恵介
低酸素環境と膵癌—形態形成シグナル経路の関与—
　　　　　　　　　　　　　　　　　大西　秀哉ほか
ビタミンDと膵癌
　　　　　　　　　　　　　　　　　正宗　淳ほか
膵癌の浸潤・転移における癌微小環境の新たな役割
　　　　　　　　　　　　　　　　　大内田研宙ほか
ドラッグデリバリーシステムを用いた膵癌治療
　　　　　　　　　　　　　　　　　西山　伸宏ほか

●話題
膵の語源について（12）
　　　　　　　　　　　　　　　　　土屋　凉一

Vol.36 No.9　2015年9月号

●連載
ちょっと気になる胆・膵画像—ティーチングファイルから—
＜第29回＞ガリウムシンチグラフィとSPECT/CTが
　多臓器病変の検出に有用だったIgG4関連自己免疫性膵炎の1例
　　　　　　　　　　　　　　　　　松坂　陽至ほか

**特集：膵癌診療ガイドライン
　—グローバル・スタンダードへの潮流—**
　　　　　　　　　　　　　　　　　企画：高折　恭一

序文
　　　　　　　　　　　　　　　　　高折　恭一
科学的根拠に基づく膵癌診療ガイドライン
　—国際化の観点からみた次回改訂の展望—
　　　　　　　　　　　　　　　　　山口　幸二ほか
膵癌のバイオマーカー
　　　　　　　　　　　　　　　　　濱田　晋ほか
膵癌におけるワークアップ
　　　　　　　　　　　　　　　　　赤尾　潤一ほか
膵癌の外科治療：術式選択と周術期管理のエビデンス
　　　　　　　　　　　　　　　　　川井　学ほか
Borderline resectable膵癌：定義と治療戦略
　　　　　　　　　　　　　　　　　尭天　一亨ほか
膵癌に対する腹腔動脈合併切除（DP-CAR）の意義：
　ガイドラインを超える治療は意義があるか？
　　　　　　　　　　　　　　　　　野路　武寛ほか
膵癌に対する門脈合併切除
　　　　　　　　　　　　　　　　　山田　豪ほか
膵癌に対する腹腔鏡下膵切除術
　　　　　　　　　　　　　　　　　中島　洋ほか
膵癌の術前術後補助療法
　　　　　　　　　　　　　　　　　元井　冬彦ほか
切除不能膵癌に対する化学療法
　　　　　　　　　　　　　　　　　古瀬　純司ほか
膵癌に対する化学放射線療法
　　　　　　　　　　　　　　　　　中村　晶
膵癌における胆道ドレナージ
　　　　　　　　　　　　　　　　　池内　信人ほか
膵癌における十二指腸狭窄に対する治療
　　　　　　　　　　　　　　　　　高原　楠昊ほか

●症例
著明な高トリグリセライド血症による重症急性膵炎を
　繰り返し発症した1例
　　　　　　　　　　　　　　　　　吉岡　直輝ほか

Vol.36 No.8　2015年8月号

特集：EUS 下胆道ドレナージ
〜EUS-BD の安全な導入へ向けて〜
　　　　　　　　　　　　　　企画：伊佐山浩通
序文：EUS-BD の現状と展望〜4 学会合同の提言を踏まえて〜
　　　　　　　　　　　　　　　　　　伊佐山浩通
EUS-BD 開発の歴史と種類
　　　　　　　　　　　　　　　　　　藤田　直孝
EUS 下胆管十二指腸吻合（EUS-CDS：EUS-guided
　choledochoduodenostomy）の適応と手技の実際
　　　　　　　　　　　　　　　　　　原　和生ほか
EUS-CDS の偶発症〜対処・予防方法〜
　　　　　　　　　　　　　　　　　　菅野　良秀
EUS-HGS の適応と手技の実際
　　　　　　　　　　　　　　　　　　土屋　貴愛ほか
Endoscopic ultrasound-guided hepaticogastrostomy
　（EUS-HGS）の偶発症と対処・予防方法
　　　　　　　　　　　　　　　　　　河上　洋ほか
EUS-BD における使用デバイスの選択
　〜超音波内視鏡，穿刺針，ガイドワイヤー，ダイレーター〜
　　　　　　　　　　　　　　　　　　加藤　博也ほか
非切除悪性胆道閉塞に対する EUS-BD におけるステント選択
　　　　　　　　　　　　　　　　　　中井　陽介ほか
EUS-BD の教育方法
　　　　　　　　　　　　　　　　　　良沢　昭銘ほか
EUS-BD 〜antegrade technique の適応と手技の実際〜
　　　　　　　　　　　　　　　　　　岩下　拓司ほか
EUS-guided rendezvous technique の適応と手技の実際
　　　　　　　　　　　　　　　　　　川久保和道ほか
金属ステント留置後急性胆嚢炎に対する
　EUS 下ガイド下胆嚢ドレナージ術の有用性
　　　　　　　　　　　　　　　　　　今井　元ほか
EUS-guided gallbladder drainage の適応と手技の実際
　〜胆嚢結石症による急性胆嚢炎〜
　　　　　　　　　　　　　　　　　　松原　三郎ほか
●症例
磁石圧迫吻合術によって開通した肝管空腸吻合部閉塞の 1 例
　　　　　　　　　　　　　　　　　　近藤　崇之ほか

Vol.36 No.7　2015年7月号

●連載
ちょっと気になる胆・膵画像―ティーチングファイルから―
＜第 28 回＞腎細胞癌の膵転移に対し膵全摘を行った 1 例
　　　　　　　　　　　　　　　　　　野田　佳史ほか

特集：膵における超音波検査を今見直す
　　　　　　　　　　　　　　企画：渡邊　五朗
ルーチン検査に応用する膵臓の超音波走査法
　　　　　　　　　　　　　　　　　　鶴岡　尚志ほか
体外式膵超音波走査法の工夫（膵精密エコー法）
　　　　　　　　　　　　　　　　　　蘆田　玲子ほか
膵 EUS 走査法のコツと描出限界について
　　　　　　　　　　　　　　　　　　花田　敬士ほか
超音波による膵癌検診―腹部超音波検診判定マニュアル―
　　　　　　　　　　　　　　　　　　岡庭　信司ほか
人間ドック超音波検査でみられる膵病変とそのフォローアップ
　―当院での現状―
　　　　　　　　　　　　　　　　　　小山里香子ほか
膵嚢胞に対する超音波検査の意義と経過観察基準
　　　　　　　　　　　　　　　　　　大野栄三郎ほか
EUS による IPMN 手術適応基準と経過観察フローの実際
　　　　　　　　　　　　　　　　　　松原　三郎ほか
「膵癌超音波診断基準」の役割と今後の展望
　　　　　　　　　　　　　　　　　　河合　学ほか
急性膵炎における超音波検査の意義と限界
　　　　　　　　　　　　　　　　　　阪上　順一ほか
慢性膵炎診療における体外式超音波検査の意義
　　　　　　　　　　　　　　　　　　星　恒輝ほか
自己免疫性膵炎と膵癌の超音波鑑別診断の実際
　　　　　　　　　　　　　　　　　　関口　隆三
膵腫瘍性病変における造影 US（体外式）による鑑別診断
　　　　　　　　　　　　　　　　　　大本　俊介ほか
膵腫瘍性病変における造影 EUS による鑑別診断
　　　　　　　　　　　　　　　　　　菅野　敦ほか
膵病変に対する EUS-elastography の実際と展望
　　　　　　　　　　　　　　　　　　殿塚　亮祐ほか
体外式 US 下膵生検の現状
　　　　　　　　　　　　　　　　　　山口　武人ほか
膵癌に対する EUS-FNA：成績（診断能・適応）
　と精度確保のための条件
　　　　　　　　　　　　　　　　　　稗田　信弘ほか

Vol.36 No.6　2015年6月号

特集：膵内分泌腫瘍の診断・治療の新展開
　　　　　　　　　　　　　　企画：伊藤　鉄英
巻頭言：日本における膵内分泌腫瘍の新たな展開
　　　　　　　　　　　　　　　　　　伊藤　鉄英
Akt 抑制遺伝子である *PHLDA3* は膵神経内分泌腫瘍の
　新規癌抑制遺伝子である
　　　　　　　　　　　　　　　　　　陳　妤ほか
膵内分泌腫瘍における遺伝子変異とゲノム研究の成果
　　　　　　　　　　　　　　　　　　谷内田真一
膵内分泌腫瘍における EUS-FNA の役割と遺伝子変異診断
　　　　　　　　　　　　　　　　　　吉田　司ほか
細胞増殖能の高い NET―G3―高分化型神経内分泌腫瘍（いわゆる
　NET G3）と低分化型神経内分泌癌（PDNEC）―
　　　　　　　　　　　　　　　　　　笠島　敦子ほか
膵内分泌腫瘍における血中クロモグラニン A の有用性とピットフォール
　　　　　　　　　　　　　　　　　　肱岡　真之ほか
膵内分泌腫瘍における標識オクトレオチドを用いた核医学診断
　　　　　　　　　　　　　　　　　　窪田　和雄
切除不能膵内分泌腫瘍（NET G1/G2）および膵内分泌癌（NEC）
　治療の今後の展望〜国内外で進行中の治験の動向を含めて〜
　　　　　　　　　　　　　　　　　　森実　千種
切除不能膵内分泌腫瘍に対する
　ペプチド受容体放射核種療法（PRRT）
　　　　　　　　　　　　　　　　　　小林　規俊ほか
膵内分泌腫瘍に対するリンパ節郭清の意義
　　　　　　　　　　　　　　　　　　木村　英世ほか
膵内分泌腫瘍における鏡視下手術の現状と適応
　　　　　　　　　　　　　　　　　　工藤　篤ほか
膵内分泌腫瘍の肝転移に対する外科切除の現状
　　　　　　　　　　　　　　　　　　青木　琢ほか
膵内分泌腫瘍の肝転移に対する血管内治療の有用性
　　　　　　　　　　　　　　　　　　増井　俊彦ほか
日本神経内分泌腫瘍研究会（JNETS）の発足と NET 登録の開始
　　　　　　　　　　　　　　　　　　今村　正之
●連載
その「世界」の描き方＜第 8 回＞―山雄　健次先生
　　　　　　　　　　　　　　　　　　福嶋　敬宜
●症例
腹腔鏡下胆嚢摘出後に敗血症による門脈血栓症を認めた 1 例
　　　　　　　　　　　　　　　　　　熊谷健二郎ほか
術前 DIC-CT で副肝管の存在を診断し安全に腹腔鏡下胆嚢摘出術が
　施行された 1 症例
　　　　　　　　　　　　　　　　　　久光　和則ほか

Vol.36 No.5　2015年5月号

●連載
ちょっと気になる胆・膵画像―ティーチングファイルから―
＜第 27 回＞膵破骨細胞型巨細胞癌の 1 例
　　　　　　　　　　　　　　　　　　金親　克彦ほか

特集：Borderline resectable 膵癌の最前線
　　　―診断・治療法はどう変わったか―
　　　　　　　　　　　　　　企画：山上　裕機
疾患概念：Borderline resectable（BR）膵癌とは何か？
　　　　　　　　　　　　　　　　　　高山　敬子ほか
BR 膵癌の CT 画像診断
　　　　　　　　　　　　　　　　　　戸島　史仁ほか
BR 膵癌の切除可能性をどのように決定するか？
　　　　　　　　　　　　　　　　　　元井　冬彦ほか
BR 膵癌に対する術前補助化学療法
　　　　　　　　　　　　　　　　　　井岡　達也
BR 膵癌に対する術前化学放射線療法の意義
　　　　　　　　　　　　　　　　　　江口　英利ほか
術前化学療法・化学放射線療法の病理学的効果判定をめぐって（R0
　判定をめぐって）
　　　　　　　　　　　　　　　　　　古川　徹ほか
BR 膵癌に対する IMRT
　　　　　　　　　　　　　　　　　　中村　晶ほか
Borderline resectable 膵癌に対する重粒子線治療の有用性
　　　　　　　　　　　　　　　　　　山田　滋ほか
BR 膵癌に対する膵頭十二指腸切除術―門脈合併切除をめぐって―
　　　　　　　　　　　　　　　　　　村田　泰洋ほか
肝動脈合併切除・再建を伴う膵切除術の意義
　　　　　　　　　　　　　　　　　　天野　良亮ほか
BR 膵体尾部癌の手術―腹腔動脈合併切除の意義―
　　　　　　　　　　　　　　　　　　岡田　健一ほか
Borderline resectable 膵癌の術後補助療法をどうするか？ 切
　除可能膵癌との違いは？
　　　　　　　　　　　　　　　　　　古瀬　純司
●連載
その「世界」の描き方＜第 7 回＞―白鳥　敬子先生
　　　　　　　　　　　　　　　　　　福嶋　敬宜
●総説
家族性膵癌と遺伝性膵癌症候群：ハイリスク個人に対するスクリー
　ニングについて
　　　　　　　　　　　　　　　　　　橋本　直樹

Vol.36 No.4　2015年4月号

特集：胆膵 EUS-FNA のエビデンス 2015―この 5 年間の進歩―
　　　　　　　　　　　　　　　　　企画：糸井　隆夫

序文
　　　　　　　　　　　　　　　　　　　　糸井　隆夫

EUS-FNA 関連手技の機器と処置具の進歩
　　　　　　　　　　　　　　　　　　岡部　義信ほか

膵実質性腫瘍診断
　　　　　　　　　　　　　　　　　　宇野　耕治ほか

EUS-FNA による膵嚢胞性腫瘍診断
　　　　　　　　　　　　　　　　　　鎌田　　研ほか

胆道疾患に対する EUS-FNA 2015
　　　　　　　　　　　　　　　　　　肱岡　　範ほか

転移巣（肝，副腎，リンパ節など）に対する EUS-FNA
　　　　　　　　　　　　　　　　　田場久美子ほか

EUS-FNA 検体を用いた分子生物学解析
　　　　　　　　　　　　　　　　　　末吉　弘尚ほか

膵炎に合併した膵周囲液体貯留に対する EUS ガイド下ドレナージ術
　　　　　　　　　　　　　　　　　　山部　茜子ほか

膵管ドレナージ
　　　　　　　　　　　　　　　　　　潟沼　朗生ほか

胆管ドレナージおよびランデブー法
　　　　　　　　　　　　　　　　　　土屋　貴愛ほか

急性胆嚢炎に対する EUS 下胆嚢ドレナージ術
　　　　　　　　　　　　　　　　　　伊藤　　啓ほか

腹腔神経叢/神経節ブロック
　　　　　　　　　　　　　　　　　　土井　晋平ほか

血管内治療
　　　　　　　　　　　　　　　　　　岩井　知久ほか

Intereventional EUS の手技を用いた抗腫瘍療法
　　　　　　　　　　　　　　　　　大野栄三郎ほか

EUS ガイド下胃空腸吻合術
　　　　　　　　　　　　　　　　　　糸井　隆夫ほか

●座談会
胆膵 EUS-FNA のエビデンス 2015―この 5 年間の進歩―
　　　　糸井　隆夫，山雄　健次，真口　宏介，入澤　篤志
●症例
画像所見から胆嚢癌を疑った黄色肉芽腫性胆嚢炎の 1 例
　　　　　　　　　　　　　　　　　　岩谷　慶照ほか
胆管炎を契機に発見された膵 solid-pseudopapillary neoplasm
　の 1 例
　　　　　　　　　　　　　　　　　　徳丸　哲平ほか

Vol.36 No.3　2015年3月号

●連載
ちょっと気になる胆・膵画像―ティーチングファイルから―
＜第 26 回＞総胆管内腫瘍栓を伴った膵神経内分泌癌の 1 例
　　　　　　　　　　　　　　　　　芝本健太郎ほか
特集：進行膵・胆道癌における血管合併切除の諸問題
　　　　　　　　　　　　　　　　　企画：宮崎　　勝
序文
　　　　　　　　　　　　　　　　　　　　宮崎　　勝

肝内胆管癌の下大静脈浸潤に対する合併切除
　　　　　　　　　　　　　　　　　　有泉　俊一ほか

肝内胆管癌の肝静脈合併切除
　　　　　　　　　　　　　　　　　　阪本　良弘ほか

肝門部領域胆管癌における門脈浸潤例の切除戦略
　　　　　　　　　　　　　　　　　　益田　邦洋ほか

肝門部領域胆管癌における肝動脈浸潤例の切除戦略
　　　　　　　　　　　　　　　　　　杉浦　　禎一ほか

肝門部領域癌における門脈・肝動脈浸潤例の切除戦略
　　　　　　　　　　　　　　　　　　水野　隆史ほか

胆嚢癌における右肝動脈浸潤例の切除戦略
　　　　　　　　　　　　　　　　　　島田　和明ほか

胆嚢癌・遠位胆管癌における門脈浸潤例の切除戦略
　　　　　　　　　　　　　　　　　　三浦　文彦ほか

膵癌における高度門脈浸潤例の切除戦略
　　　　　　　　　　　　　　　　　　藤井　　努ほか

膵癌における腹腔動脈幹周囲浸潤例の切除戦略
　　　　　　　　　　　　　　　　　市之川正臣ほか

膵癌における総肝動脈浸潤例の治療戦略
　　　　　　　　　　　　　　　　　　菱沼　正一ほか

膵癌における上腸間膜動脈浸潤例の治療戦略
　　　　　　　　　　　　　　　　　　田島　秀浩ほか

膵頭十二指腸切除時の replaced 右肝動脈に対する戦略
　　　　　　　　　　　　　　　　　　吉富　秀幸ほか

動脈の解剖学的特徴に基づく腹腔動脈合併膵体尾部切除術
　　　　　　　　　　　　　　　　　　岡田　　健ほか

腹腔動脈根部の高度狭窄・閉塞例における膵頭十二指腸切除術の治療戦略
　　　　　　　　　　　　　　　　　　山田　大輔ほか

●症例
膵粘液性嚢胞腫瘍との鑑別が困難であった膵リンパ上皮嚢胞の 1 例
　　　　　　　　　　　　　　　　　　寺田　卓郎ほか
膵貯留性嚢胞に合併した脂肪酸カルシウム石の 1 例
　　　　　　　　　　　　　　　　　　鈴木　範明ほか

Vol.36 No.2　2015年2月号

特集：膵・胆道癌診療の新時代へ―診断と治療の新たな展開―
　　　　　　　　　　　　　　　　　企画：古瀬　純司

膵癌の新しい腫瘍マーカーによる早期診断
　　　　　　　　　　　　　　　　　　山田　哲司

セルフチェック可能な膵癌診断法の開発―メタボローム解析を用い
　た膵癌へのアプローチ―
　　　　　　　　　　　　　　　　　　砂村　眞琴ほか

何故，牛蒡子か？
　　　　　　　　　　　　　　　　　　池田　公史ほか

膵癌に対する標的化腫瘍溶解ウイルス療法の開発
　　　　　　　　　　　　　　　　　　青木　一教

膵癌における IL-6 の発現と治療応用
　　　　　　　　　　　　　　　　　　光永　修一ほか

膵癌に対する新しい免疫療法の展望
　　　　　　　　　　　　　　　大熊（住吉）ひとみほか

次世代シークエンサーを用いた膵癌遺伝子プロファイリング
　　　　　　　　　　　　　　　　　　林　　秀幸ほか

胆管癌における FGFR2 融合遺伝子発現の臨床的意義
　　　　　　　　　　　　　　　　　　柴田　龍弘

胆道癌における増殖シグナル伝達因子の発現と遺伝子変異の多様性
　―KRAS 変異，HER2 過剰発現の胆道癌バイオマーカーとして
　の可能性―
　　　　　　　　　　　　　　　　　　横山　政明ほか

胆管癌に血管新生阻害薬あるいは EGFR 阻害薬は有効か―前臨床
　試験からの可能性―
　　　　　　　　　　　　　　　　　　高橋　裕之ほか

胆道癌に血管新生阻害薬は有効か―臨床試験からの可能性―
　　　　　　　　　　　　　　　　　　古瀬　純司

癌免疫学の進歩と膵・胆道癌に対する癌免疫療法の展望
　　　　　　　　　　　　　　　　　　西田　純幸

●症例
CA19-9 高値を契機に EUS-FNAB にて確定診断の得られた TS-
　1 膵癌の 1 例
　　　　　　　　　　　　　　　　　　野村　佳克ほか
下部胆管 mixed adenoneuroendocrine carcinoma の 1 例
　　　　　　　　　　　　　　　　　　和久　利彦ほか
まれな成人発症 nesidioblastosis の 1 例
　　　　　　　　　　　　　　　　　　石川　忠則ほか

Vol.36 No.1　2015年1月号

●連載
ちょっと気になる胆・膵画像―ティーチングファイルから―
＜第 25 回＞膵神経鞘腫の 1 例
　　　　　　　　　　　　　　　　　　一条　祐輔ほか
●特別企画
―平成 27 年―　胆・膵領域はこう展開する
　　　　　　　　　　　　　　　　　胆と膵編集委員会編

特集：進展度に応じた胆嚢癌の治療戦略
　　　　　　　　　　　　　　　　　企画：天野　穂高

胆道癌全国登録データより見た胆嚢癌の動向
　　　　　　　　　　　　　　　　　　石原　　慎ほか

進行度から見た胆嚢癌の病理学的特徴
　　　　　　　　　　　　　　　　　　鬼島　　宏ほか

US，EUS による胆嚢癌進展度診断
　　　　　　　　　　　　　　　　　　菅野　良秀ほか

MDCT，MRI による胆嚢癌進展度診断
　　　　　　　　　　　　　　　　　　蒲田　敏文ほか

FDG-PET による胆嚢癌進展度診断
　　　　　　　　　　　　　　　　　　小林　省吾ほか

胆嚢癌に対する腹腔鏡下胆嚢全層切除―剝離層の組織学的検討―
　　　　　　　　　　　　　　　　　　本田　五郎ほか

pT2 胆嚢癌に対する至適術式の検討―肝切除範囲，胆管切除―
　　　　　　　　　　　　　　　　　　堀口　明彦ほか

リンパ節転移からみた胆嚢癌の治療成績
　　　　　　　　　　　　　　　　　　坂田　　純ほか

進行胆嚢癌に対する肝葉切除の適応と限界
　　　　　　　　　　　　　　　　　　江畑　智希ほか

進行胆嚢癌に対する膵頭十二指腸切除の適応と限界
　　　　　　　　　　　　　　　　　　樋口　亮太ほか

コンバージョン手術が可能であった局所進行切除不能胆嚢癌の検討
　　　　　　　　　　　　　　　　　　加藤　　厚ほか

胆嚢癌術後化学療法の現状と展望
　　　　　　　　　　　　　　　　　　中山　雄介ほか

●症例
膵頭十二指腸切除後の膵空腸吻合部狭窄に対して膵管空腸側々吻合
　を行った 1 例
　　　　　　　　　　　　　　　　　　鹿股　宏之ほか
主膵管と交通した膵漿液性嚢胞腫瘍の 1 例
　　　　　　　　　　　　　　　　　　岩本　明美ほか

膵癌治療 up-to-date 2015

膵癌の克服を目指す人達のために
最新の治療法を網羅したこの1冊!

監修　跡見　裕
編集　海野　倫明　土田　明彦

主要項目

- I. 膵癌治療の現状と将来展望
- II. 膵癌の診断法
- III. 膵癌補助療法の効果判定
- IV. Borderline resectable 膵癌の診断と手術
- V. 術前補助療法の適応と効果
- VI. Initially unresectable 膵癌の治療
- VII. 放射線療法
- VIII. 興味ある症例

定価（本体 7,000＋税）
ISBN978-4-86517-087-0

詳しくは▶URL：http://www.igakutosho.co.jp　または、医学図書出版 で 検索

医学図書出版株式会社

〒113-0033　東京都文京区本郷2-29-8（大田ビル）
TEL：03-3811-8210　FAX：03-3811-8236
E-mail：info@igakutosho.co.jp
郵便振替口座　00130-6-132204

2014.12

投　稿　規　定

　本誌は原則として胆道, 膵臓, 消化管ホルモンに関する論文で, 他誌に発表されていないものを掲載します。

A. 研究論文

1. 原稿は, 400字詰原稿用紙25枚以内におまとめ願います。

　文献, 図 (写真含む), 表もこの枚数に含まれます。写真は手札以上の大きさにプリントした鮮明なものに限ります。図, 表が入る際は, 大, 小について下記のごとく25枚より差し引いて下さい。

　　図, 表は1枚につき大は原稿用紙1枚
　　　　〃　　　　小は　〃　半枚

2. 原稿には表題の英訳, 著者全員の氏名およびローマ字名, 所属, 主著者の連絡先 (〒, 住所, 電話, e-mail) を記入して下さい。また, Key words (4語以内, 和・洋語は問いません) をつけて下さい。

3. 形式は緒言, 対象および方法, 結果, 考察, 結語, 参考文献の順序にして下さい。

4. ワードプロセッサーを使用する場合は, 20字×20行に印字して下さい。

5. 原稿は楷書, 横書, 新かなづかいとし, 欧文文字はタイプするか, 活字体で書いて下さい。

　欧文の書き方は, 普通名詞については文頭は大文字, 文中は小文字, 固有名詞については大文字でお願いします。

　薬品名は一般名を原則とします。

　なお, 用語やかなづかいは編集の際に訂正することもあります。

6. 図, 表は文中および欄外に挿入箇所を明記して下さい。**図表の説明は和文で別紙にまとめて記載して下さい**。写真はすべてモノクロとしカラー写真は原則として挿入しません。とくに掲載希望の場合は実費をいただきます。

7. 参考文献は, 文中に引用順に肩付き番号をつけ, 本文の末尾に番号順におまとめ下さい。

　複数の著者名の場合は3名までを記載し, ほかあるいはet al. とすること。

〈雑誌の場合〉

　著者名：題名. 雑誌名　巻：頁 (始め―終わり), 発行年.

例1) 乾　和郎, 中澤三郎, 芳野純治, ほか：十二指腸乳頭炎の診断. 胆と膵21：109-113, 2000.

例2) Hunter JG：Avoidance of bile duct injury during laparoscopic cholecystectomy. Am J Surg 162：71-76, 1991.

〈書籍・単行本の場合〉

　著者名：題名. 書名, 編集者名, 版, 頁 (始め―終わり), 発行所, 発行地 (外国のみ), 発行年.

例1) 小川　薫, 有山　襄：胆嚢癌の早期診断―X線検査法を中心に―. 早期胆嚢癌, 中澤三郎, 乾和郎編集, 68-79, 医学図書出版, 1990.

例2) Berk JE, Zinberg SS：Emphysematous cholecystitis. Bockus Gastroenterology, (Berk JK), 4th ed., 3610-3612, WB Saunders Company, Philadelphia, 1985.

8. 著者校正は初校のみと致します。

9. 原稿の採否および掲載号は編集委員会におまかせ願います。

10. 掲載原稿には, 掲載誌1部と別冊30部を贈呈します。別冊30部以上は実費をいただきます。必要別冊部数を校正時にお知らせ下さい。

11. 投稿原稿には, 必ずコピーを1通とデータ (CD-R等) をつけること。

12. 上記の規格内のものは無料掲載致します。

B. 特集, 総説, 話題, 症例, 技術の工夫, 手術のコツ, 文献紹介, 学会印象記, 見聞記, ニュース (地方会日程など), 質疑応答, 読者の声

1. 総説, 話題論文も投稿規定に準ずる。

2. 症例, 技術の工夫, 手術のコツは400字詰原稿用紙20枚以内(図, 表を含む)におまとめ下さい。

　原稿には表題の英訳, 著者全員の氏名およびローマ字名, 所属, 主著者の連絡先 (〒, 住所, 電話, e-mail) を記入して下さい。また, Key words (4語以内, 和・洋語は問いません) をつけて下さい。

3. ニュース, 質疑応答, または読者の声は2枚以内 (図, 表なし) におまとめ下さい。採否は編集委員会の議を経て決定します。なお, 投稿者の主旨を曲げることなく文章を変更することもありますのでご了承下さい。

◆研究・症例・総説・話題・技術の工夫は具体的に内容がわかるような要約を400字以内で必ずお書き下さい。

〈原稿送付先〉　**医学図書出版株式会社「胆と膵」編集部**
〒113-0033 東京都文京区本郷2-27-18 本郷BNビル2F
TEL. 03-3811-8210 ㈹　　FAX. 03-3811-8236
E-mail：tantosui@igakutosho.co.jp